「100年血管」のつくり方

高血圧、脳卒中、心筋梗塞をよせつけない！

池谷敏郎

青春新書
PLAYBOOKS

はじめに――元気に長生きするために「100年血管」を育てましょう

人生100年時代と聞くと、あなたはどちらの感想を持ちますか?

「私も100歳まで、元気に長生きしたい!」

「大変……。長生きすれば、不安なこともどんどん増えそう……」

ある調査では、「100歳まで生きたいですか?」という質問に「はい」と答えた日本人は3割弱で、他の国に比べて少なかったそうです。その理由が、大変そう、不安なことが増えそうというものでした。

でも、この本を手に取ってくださった方は、もっと前向きに、元気に100歳まで長生きしたい派の方が多いかもしれませんね。

元気な100歳をめざしている方にも、100歳まで生きるのは不安な方にも、私がおすすめしたいのが、**100年長持ちするよう血管をケアする**ことです。

つまりは、「**100年血管**」をつくること。

血管を若々しく保つことができれば、元気に100歳という夢にも近づき、長生きに伴う健康不安も解消されていきます。

なぜなら、**血管の健康は、全身の健康に直結する**からです。

☑ 心臓を養っているのも、血管なんです

改めまして、池谷医院院長の池谷敏郎です。

メディアでは、「血管先生」と呼んでいただくことも多いです。

そんな私の専門は、内科と循環器内科で、循環器内科で主に扱うのが心臓と血管です。

心臓が大事ということはみなさん、よくご存じですよね。心臓が止まったら生きていられませんから。

ただ、そんな大事な心臓も、血管によって養われているのです。

心臓は、血液を送り出すポンプといわれるように、収縮と拡張を繰り返しながら、全身

の血管に血液を送り出しています。その血液に含まれている酸素と栄養を十分に受け取ることで、全身の臓器、細胞は元気に働くことができます。だから、血管の健康が全身の健康に直結するのです。

それは心臓だって同じ。心臓自身も、自ら送り出した血液を、冠動脈という血管によって自分のところに届けることで酸素と栄養をもらっています。つまりは、血液を送り出す役割の心臓も、全身のすべての臓器と同じように血管に養われているのです。

心臓と血管は持ちつ持たれつの関係です。いくら心臓がせっせと働いて血液を送り出しても、その通り道である血管が詰まったら必要な場所に必要な酸素と栄養が届きません。

工場が元気に稼働していても、流通網が閉ざされてしまったら、全国の消費者に商品が届かないのと同じです。しかも、血管が運んでいるのは、生きるのに必須の品なのです！　生活必需品ならぬ、生命必需品です。

全身をくまなく巡っている血管（その全長はなんと10万km！）にトラブルが起こり、血流が滞ると、その先にある臓器は力を発揮することができなくなります。心臓の血管でトラブルが起これば、心臓が働けなくなってしまうのです。

☑「悪玉血圧」が心臓の寿命を短くする

血流が滞りはしなくても、血管がしなやかさを失うと、心臓は余計な仕事を強《し》いられます。心臓が全身の血管に血液を送り出すとき、しなやかに開いて受け止めてくれる血管のほうが心臓にとってラクなのです。

逆に、血管そのものが老化して硬くなっていたり、交感神経を緊張させてばかりいて血管がギュッと閉まっていたりすると、心臓が血液を送り出すときに「血管から跳ね返ってくる圧」が大きくなるので、**心臓はいつもより頑張って働かなければいけなくなります。**

電車での人の波をイメージしてもらうと、わかりやすいかもしれません。

空いている電車（＝しなやかな血管）なら、とくに抵抗を受けることなく、人はどんどん入っていきます。駅員さんは、時間通りに発車できるよう見守っているだけでOKです。

ところが、満員電車（＝硬くなっている血管）の場合、たくさんの人が入ろうとすると、入ってくる人の波と中にいる人たちが押し合いになって、中から反発を受けます。そこで、

血圧には2種類ある

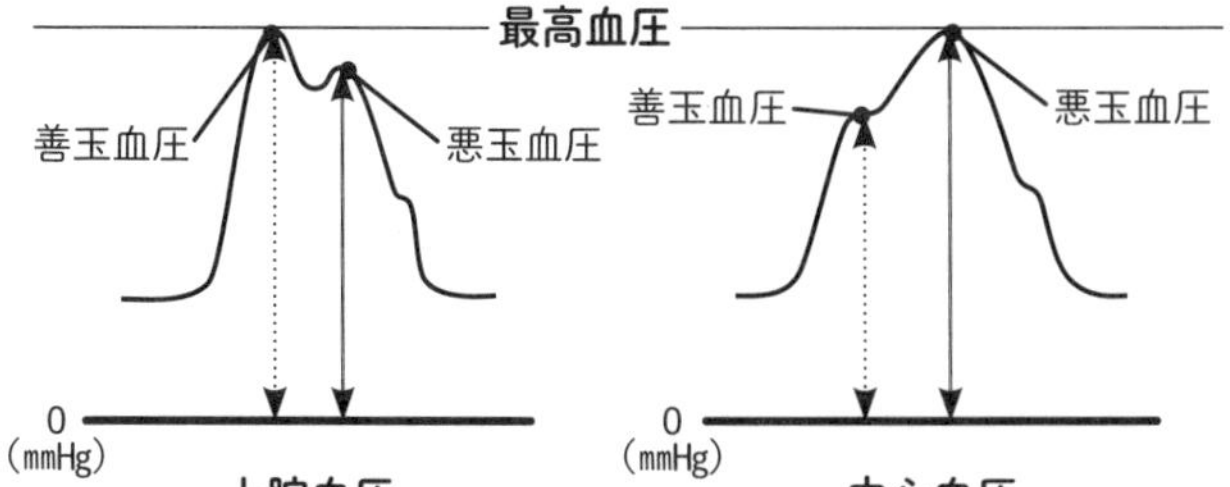

上腕血圧
（通常の腕で測る血圧）

中心血圧
（心臓に直結する大動脈の血圧）

善玉血圧は送り出す圧で、悪玉血圧は跳ね返ってくる圧。
悪玉血圧が高いと、その分心臓に負担をかけ、心不全の原因となる。

駅員さんはぐいぐいと押して乗客を乗せようとします。

電車が血管、人の波が血流、駅員さんが心臓だとすれば、硬くなっている血管、つまりは満員電車では人の波（血流）をなんとか電車（血管）内に乗せるために、中からの反発に負けないように駅員さん（心臓）が強く押して送り込む必要があるのです。

心臓の出口にあたる動脈にセンサーを置いて圧を測ると、心臓がビューッと血液を送り出すときには血圧が上がります。これは、必ずかかる圧なので善玉の血圧です。

ところが、ビューッと押し出された血液で一度血圧が上がった後、もう一度血圧が跳ね上がる人がいます。これは、全身の血管から跳ね返ってくる圧で、つまりは満員電車状態の血管のときに生じる圧。**悪玉の血圧**です。

血圧は、普段の腕で計測する血圧（上腕血圧）では、善玉の血圧が主体で、悪玉の血圧は低くなっており、血圧のピークは善玉血圧となります。心臓に直結する大動脈への圧を「中心血圧」と呼びますが、この中心血圧では悪玉の血圧が主体となっており、血圧のピークは悪玉血圧となっています。

一般的に血圧は「高い・低い」で表現されますが、**血圧には善玉と悪玉という2つの種類があるの**です。

しなやかに開く血管では、悪玉血圧はそれほど高くありません。

しかし、血管の緊張や動脈硬化に伴う悪玉血圧の上昇は、中心血圧の上昇となって心臓に余計な負担をかけ続け、心不全の原因となり、心臓の寿命を短くしてしまいます。

血管の状態がいかに心臓の健康を左右するのか、わかっていただけたでしょうか？

☑ 血管は何歳からでも若返る！

この本では、血管を若返らせ、全身を若く保つ方法をお伝えします。

1章、2章では、「100歳まで元気に長生き！」の大敵となる突然死や要介護状態が、なぜ血管ケアだけで防げるのかを説明し、3章、4章、5章では100年若々しくいられる、具体的な血管ケアの方法を紹介します。

この本を手に取ってくださったあなたが、もしまだ30代、40代と若い方なら、早くから健康を意識されていて素晴らしいと思います！　あるいは血圧、血糖、コレステロールなどにちょっと気になる傾向が出始めたのかもしれませんね。

大丈夫です。「100年血管」をめざせば、そうした生活習慣病も改善されていきます。70代、80代、90代という、私よりも人生の先輩、大先輩もいらっしゃるでしょうか。血管は何歳からでも若返ります。正しいケアをすれば、ちゃんと効果が出るのが血管です。いくつになっても若々しくいたいという気持ち、素敵だと思います！

そして、50代、60代の私と同年代の方は、ぜひ私の血管（自慢しますと私の血管年齢は28歳です）に負けないよう、1日5分の血管ケアを行いましょう。

何歳からでも早すぎることも遅すぎることもありません。人生100年時代の心強い味方、「100年血管」を育てましょう。

高血圧、脳卒中、心筋梗塞をよせつけない！「100年血管」のつくり方　目次

2
章

「100年血管」で糖尿病、認知症、がんまで防ぐ!

3章

「100年血管」をつくる食べ物、食べ方

4章 「100年血管」をつくる毎日の習慣

5章 1日5分！ 血管が一瞬で若返るエクササイズ

本書は『1日5分！ 血管ケアだけで20歳若返る！』（2019年・小社刊）に最新の情報を加え、大幅にリニューアルしたものです。

〔本文イラスト〕池田須香子 〔本文デザイン〕青木佐和子 〔編集協力〕橋口佐紀子

1章

人生100年計画の大敵・突然死は「血管」で止められた

本来、血管は100年長持ちするもの

「人は血管から老いる」と昔からいわれています。

私たちの体は、全身がまんべんなく同時に衰え始めるのではなく、全身の細胞に酸素や栄養を送り届けている血管が老化してしまうと、それが全身に及ぶのです。

だから、血管からなのです。

では、人生100年といわれる中、その肝心の血管は100年健やかに保つことができるのでしょうか？

答えは、もちろん「イエス」です。

血管を思いやる生活をしていれば、本来血管は長持ちする臓器です。

でも、高血圧や糖尿病、脂質異常症といった血管にダメージを与える生活習慣病を抱えている人、睡眠不足やイライラ、食べすぎ、喫煙といった血管にストレスをかける生活習慣が続いている人は、血管の寿命を縮めてしまいます。

また、あなたは見た目年齢に自信がありますか？

じつは見た目の年齢と体の年齢は結構比例していて、見た目の若い人は体も若いのです。それも、血管が若いからです。

血管がしなやかに開いて、たっぷりの酸素と栄養が全身にくまなく届けば、皮膚の細胞も元気になります。そうすると、肌のハリ、キメなどもよくなり、見た目も若々しい印象になるのです。

ということは、見た目に自信のない人は、年相応以上に血管が老け始めている可能性大ということ。

「100年血管」に黄色信号が灯っています。

と同時に、血管が老いたすぐ先には……もっと怖い病気が待ち構えているかもしれません。

高齢者の増加で「心不全パンデミック」が起こる！

少し前までは、パンデミックといえば新型コロナの話でした。ところが、新型コロナが落ち着いてきた今、私たち循環器内科の医師の間ではもうひとつのパンデミックへの危機感が募っています。

それが、「**心不全パンデミック**」です。

「え？」と思う人は多いかもしれませんね。

心不全とは心臓の働きが悪くなり、十分な血液を全身に送り出せなくなる状態のこと。

もちろん、新型コロナのように感染によって大流行するわけではありません。でも、近い将来、心不全の患者さんが大幅に増え、入院が必要なのに入院できない心不全患者さんがたくさん出てしまうのではないか……と危惧《きぐ》されているのです。

現在、心不全の患者さんは、全国で約１２０万人いるといわれています。その数は毎年約１万人ずつ増え、２０３０年には１３０万人に達すると予想されています。

国民病と呼ばれるがんに新たにかかる人の数が、年間約100万人です。それよりも多くの人が心不全になっているのです。

なぜ、心不全がこんなにも増えているのか。そのいちばんの要因が、高齢化です。**心不全は、高齢になればなるほど、患いやすい病気**なのです。

2025年になり、第一次ベビーブームに生まれた団塊の世代が全員、75歳以上の後期高齢者になりました。その結果、全人口の約18％が後期高齢者に。65歳以上の高齢者はというと、3600万人を超え、約3割を占めます。

高齢者が増えれば増えるほど、心不全の患者さんも増えます。そして心不全の大きな特徴が、再入院が多いこと。心不全で入院治療が必要になった人の3～4割が再び入院しているといわれるほどです。とくに高齢の心不全患者さんは、入退院を繰り返しながら、徐々に身体状態が悪化していくことが多いのです。

心不全の患者が増えれば、入退院を繰り返す人も増える。そのため、病院のベッドが心不全の患者さんでいっぱいになってしまうのではないか……と心配されているのです。

心不全の特効薬はない!?

日本人の死因の1位ががんであることはよく知られています（以下、2023年厚生労働省調べ）。

では、2番めに多いのはというと、心臓病です。そして心臓病の中でも多いのが、心不全なのです。「死因1位のがんのほうが怖いじゃないか」と思うかもしれませんが、心不全もがんに劣らず、いえ、がんよりも怖いかもしれません。

そういえる、2つの理由があります。

まず、死亡率が高いのです。**心不全と診断された人の約半数が5年以内に亡くなっていることが報告されています。**つまり、5年生存率は5割なのです。

今、がんの5年生存率は6割を超えています。がんの種類によっては5割を下回るものもありますが、がん全体で見ると、治療の進化に伴って5年生存率はだんだん上がってきています。

ところが、なぜ心不全の5年生存率は5割と厳しいままなのかというと、それが心不全が怖い2つめの理由です。

根本的な治療法がないのです。**心不全を完全に治すことのできる薬はありません。**重症の心不全になると、心臓移植以外に治療法はないのです。

心不全になったら薬物療法はとても大切です。ただ、心不全の薬は、症状を和らげる、もしくは進行を抑えるための薬であって、元気な心臓に戻せるわけではありません。

一度、心不全と診断される状態になったら、元通りの元気な心臓に戻ることは難しいので、ちょっとバテやすい心臓とうまく付き合っていくしかないのです。

だからこそ、理想は、心不全に至る手前で引き返すことです。

☑「悪玉血圧」は心不全の始まり

心不全に至る原因は何でしょうか？

心不全はひとつの病名ではなく、心臓のポンプ機能が正常に働かなくなった状態のことで、心不全に至るにはさまざまな道筋があります。

「はじめに」で紹介した悪玉血圧も、心不全を引き起こします。

悪玉血圧とは、中心血圧の異常のことでした。心臓から血液を送り出すと、全身の血管に圧がかかります。その際、腕の動脈に生じる血圧が普段測る上腕血圧で、それとは別に、心臓に直結する大動脈に生じる圧が中心血圧です。

満員電車で、駅員さんが乗客の背中をグッと押すと、中から押し返されます。あるいは、やわらかい壁にボールをぶつけるとふんわりと弱い力で返ってきますが、硬い壁にぶつけると強い力で跳ね返ってきます。

同じように、血管が硬くなっていると、心臓に向かって跳ね返ってくる圧（悪玉血圧）も高くなり、中心血圧が増大します。そうすると、心臓はこの高い圧に負けないように血液を送り出さなければならなくなるので、大きな負荷を受け続けることになるのです。

心臓は、拡張することで全身から戻ってきた血液を取り込み、収縮することで全身に血液を送り出します。つまり、心臓には収縮する機能である「収縮能」と、広がる機能である「拡張能」の2つがあるのです。

高血圧は、収縮して血液を送り出す心臓にとって大きな負荷となるので、収縮能に悪影響を及ぼすということは想像にたやすいと思います。ところが最近の研究から、高齢者の心不全の半数は、収縮力が保たれているにもかかわらず、左心室が硬くて広がりにくいために心不全症状を生じる「拡張機能不全」というタイプの心不全であることがわかってきました。そして、悪玉血圧の増大による中心血圧の上昇は、収縮機能不全のみならず拡張機能不全の一因としても、重要視されているのです。

また、心臓に血液を送る冠動脈が狭くなる「**狭心症**」、詰まってしまう「**心筋梗塞**」から心不全に至ることもあります。これらはまさに血管の老化が引き起こす病気です。

さらに、「**異所性脂肪**」といって、脂肪細胞に収まりきらなくなった脂肪が、本来つくべき場所ではない心臓のまわりや心筋細胞の中に居座ることで、冠動脈の老化を進めてしまったり、心臓の働きが低下したりすることもあります。その結果、心不全に陥ることもあるのです。

このように心不全に至る背景には、心臓の筋肉が厚くなったり薄くなったりする心筋症や、心臓に炎症が生じる心筋炎といった心臓そのものの病気以外にも、血管の老化である動脈硬化が深く関わっているのです。

意外に多い「ピンコロリ（突然死）」

日本では、年間10万人もの人が突然死で亡くなっています。

ここでいう突然死とは、事故や自殺は除いた、何らかの病気によって発症後すぐに、24時間以内に命を落としてしまうことです。

突然死と聞くと、とてもまれなことのように思う人も多いかもしれませんが、じつは毎年10万人を超える人が突然パタッと亡くなっているのです。

10万人という数が多いのか少ないのか、ちょっと考えてみると……今、日本で1年の間に亡くなっている人の数は約157万人なので、15人に1人くらいの人が突然死している計算になります。あるいは、1日あたりの数に直すと、単純計算で1日300人近くが、日本のどこかで突然死している現実があります。

突然死ですから、前日までは、いいえ、ほんの数時間前まではピンピンと元気に過ごしていたのです。そんな人が突然倒れ、24時間以内にそのまま亡くなってしまう……。

記憶に新しいところでは、俳優の西田敏行さんが虚血性心疾患による突然の死亡だったと報じられています。亡くなる当日も、普通に仕事の予定が入っていたそうです。

また、少し前になりますが、俳優の大杉漣さんもまさに突然死でした。大杉さんは亡くなる前日の夜までドラマの撮影をされていて、その後、共演者の方たちと一緒にご飯を食べ、ホテルの部屋に戻ったところ腹痛に見舞われ、その4時間後に病院で息を引き取られたそうです。撮影後に共演者の方たちと食事に行ったということは、そのときまでは普段通りの体調だったのでしょう。

まだ66歳という若さで、テレビで拝見する限り、とってもお元気な印象でしたから、本当に驚きました。報道によると、死因は急性心不全だったそうです。

大杉漣さんの死因の急性心不全とは、急に発症する心不全です。ただ、急に発症するといっても、さまざまな心臓病の結果、最終的に起こるのが急性心不全なので、じつはその裏にはなんらかの心臓の病気がかくれています。

「突然死」の元をたどると血管にたどり着く

突然死の原因でもっとも多いのは、心臓病です。**突然死のおよそ6割が心臓病**によるものといわれています。

そして、心臓病の中でも突然死の原因になりやすいのが、「**心筋梗塞**」です。心臓に栄養と酸素を送り込む大事な血管である冠動脈が詰まって、血流が途絶えてしまい、心臓の細胞が壊死《えし》してしまうこと。つまりは、心臓の血管が詰まってしまう病気です。

また、日本人の死因の4番めに入っている脳血管疾患も、突然死を招く病気です。

脳血管疾患とは、脳内の血管が詰まる「**脳梗塞**」と、脳内の血管が切れる「**脳出血**」、くも膜という脳表面の膜と脳の間に存在する血管にできたコブが破れる「**くも膜下出血**」のこと。これらをまとめて「**脳卒中**」といいます。

それから、死因の上位には入っていませんが、**大動脈疾患**も突然死につながる病気です。

大動脈は、心臓から全身に血液を送り出す血管（動脈）の中でもいちばん太い血管で、胸部大動脈と腹部大動脈に分かれています。

「大動脈解離《かいり》」や「大動脈瘤破裂《りゅうはれつ》」といった病名を耳にしたことはありませんか？

大動脈の壁は、内側から内膜・中膜・外膜と3層に分かれていますが、いちばん内側の内膜に亀裂が入り、そこに血液が流れ込んで、真ん中の中膜が引き裂かれてしまうのが、大動脈解離。想像するだけでも、とても痛いですよね。実際、大動脈解離は、激しい痛みを伴い、その解離が心臓まで達すると急性心不全を引き起こし、突然死の原因となります。

一方、大動脈瘤破裂は、大動脈の壁がコブのように外側に膨らみ、やがて破裂して大出血を引き起こす病気です。

こうして見ていくと、突然死につながるのは、心臓や脳の血管、大動脈といった、大事な血管が切れたり、詰まったり、裂けたりする病気ばかり。**突然死を招く病気には多数ありますが、ほとんどが血管の老化と関連する「血管病」**なのです。

［動脈］

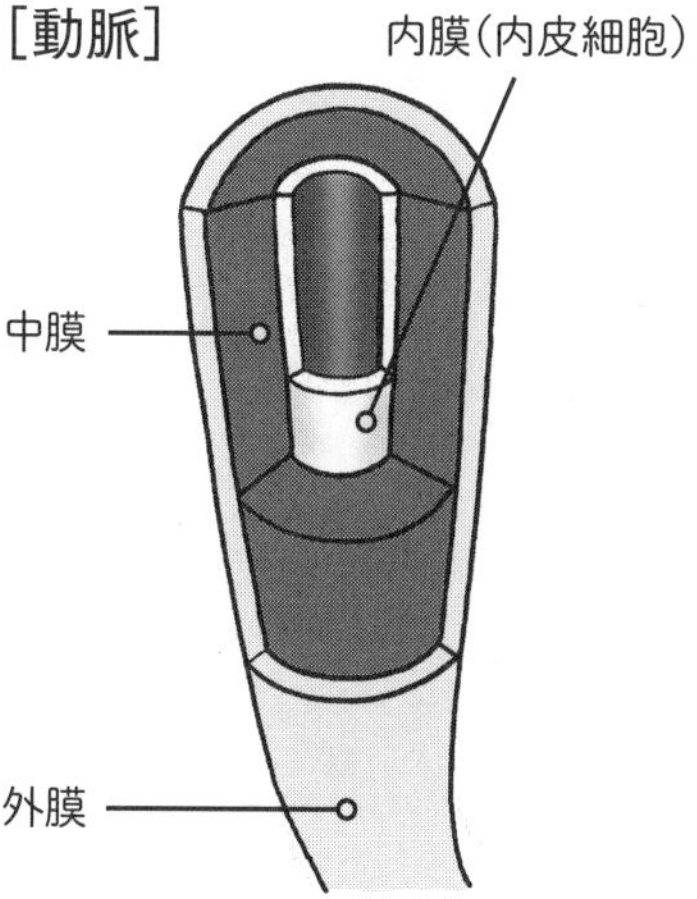

血管が詰まる病気

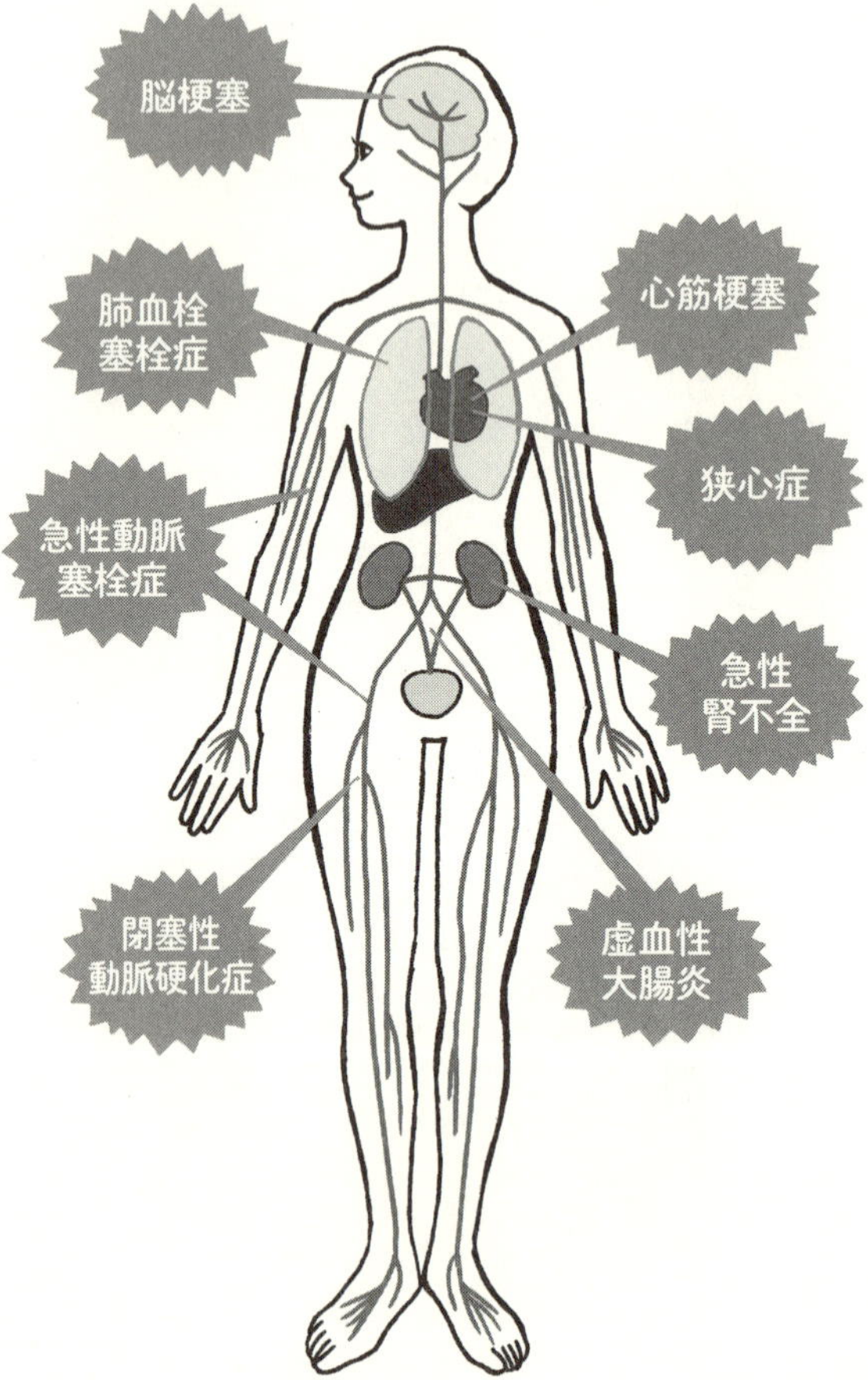

血管が切れる病気

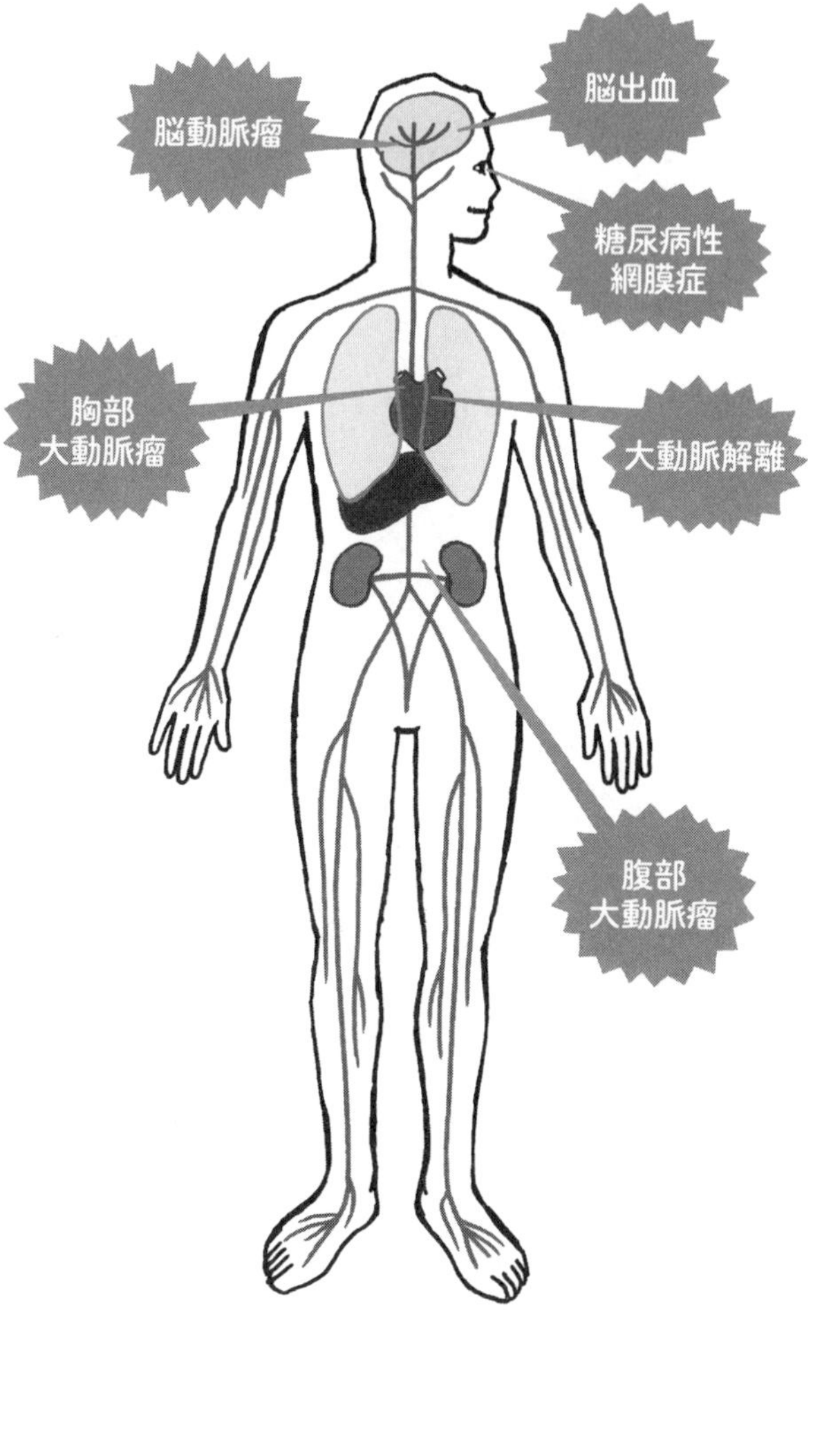

30代、40代でも「突然死」と無縁ではない

突然死を引き起こす心臓病は、日本人の死因の第2位。年間23万人ほどが心臓病で亡くなっています。

死因の第4位である脳血管疾患が原因で亡くなっている人は、年間10万人ほど。

これら2つの血管病で亡くなっている人の数を足すと年間約33万人と、死因第1位のがんで亡くなる人の数にも迫るほどです。

ただ、がんに比べて心臓病や脳卒中は「高齢の人がなるもの」というイメージがあり、30代、40代の若い人の中には「まだまだ自分とは縁遠いもの」と思っている人が多いかもしれません。

たしかに人生100年あると考えると30代も40代もまだまだ若いのですが、血管も十分に若いかというと、そうとは限りません。

心筋梗塞や脳卒中といった血管病（血管事故ともいいます）が増えてくるのは30代、40代から。若い人たちにとっても、決して〝縁遠い存在〟ではありません。

では、あなたが血管事故を起こすリスクはどのくらいあるのでしょうか？

それを予測することのできる指標があります。巻末（188〜189ページ）に、「冠動脈疾患絶対リスクチャート」と「10年間で脳卒中を発症する確率 算定表」という2つの指標を紹介しています。どちらも、万人単位の大規模な調査の結果からつくられたものです。

今から10年の間にあなたが冠動脈疾患（心筋梗塞や狭心症などの心臓病）で亡くなる危険性、脳卒中を起こす危険性を、それぞれ数字で教えてくれるものです。目安ではありますが、ぜひチェックしてみてください。

若い方の中にも「死亡率」「発症確率」が高かった方もいるかもしれませんね。そして、シニアの方は、年齢を重ねることでどうしてもリスクは上がるので、数字にびっくりされた方もいるかもしれません。

繰り返しになりますが、血管事故というのは、誰にとっても無縁ではいられないのです。

血管事故のリスクを243倍に高める5大悪

もう少しざっくりと、血管事故のリスクを計算する方法があります。

あなたは、タバコを吸いますか？

高血圧ですか？

脂質異常症ですか？

血糖値は高いですか？

肥満ですか？

この5つの質問に対する「はい」の数が1つ増えるごとに、血管事故を起こすリスクが高くなります。


まず、**喫煙**について。

タバコに含まれるニコチンは、体内に入ると血管を収縮させ、血圧と心拍数を上げ、高血圧や動脈硬化を引き起こします。また、喫煙によって増えた活性酸素が、血管のいちばん内側に並ぶ血管内皮細胞を傷つけます。

次の**高血圧**はどうでしょう。

血圧が高いということは、血管の壁が、心臓から送り出された血液によって強く押され続けているということ。そうすると、その圧力に耐えるために、もともとはしなやかだった血管が少しずつ硬くなり、その分、血液の通り道が狭くなっていきます。

その狭くなった通り道を血液が頑張って通れば、さらに血管に対する圧力が上がり、血管を傷つけてしまう。

そのときとくに傷つくのが、血液の流れに直に接する血管内皮細胞です。血管内皮細胞が傷つけば、そこから血中の脂質などが血管の膜に入り込み、動脈硬化が進みます。

２０１９年に改訂された高血圧のガイドラインでは、降圧目標値が少し厳しくなりました。「**血圧はやや高めでも問題ない**」と考えている人がいますが、**高血圧は確実に10年後、20年後に血管事故を起こすリスクを高めます。**

どうかお気をつけください。

高血圧の判断の目安

◎収縮期血圧（上の血圧）

➜心臓が収縮しているときに記録される血圧

◎拡張期血圧（下の血圧）

➜心臓が拡張しているときに記録される血圧

※ 血圧は「収縮期血圧／拡張期血圧 mmHg」と表記します。

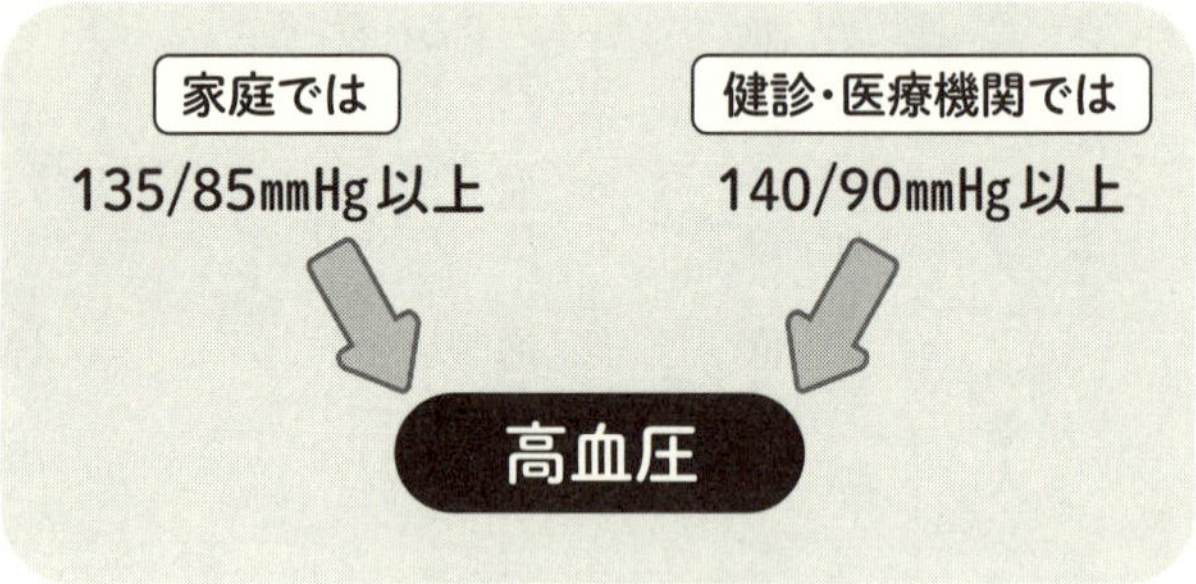

※ ただし、家庭で125/80mmHg、健診や医療機関で130/85mmHg以上であれば、高血圧予備群と考えて注意が必要です。
※ これはあくまで目安です。正式な診断は、必ず医師を受診してください。

3つめの**脂質異常症**とは、悪玉の「LDLコレステロール」「中性脂肪」が多すぎる、または善玉の「HDLコレステロール」が少なすぎる状態のこと。

悪玉と呼ばれるLDLコレステロールにも役割があって、肝臓から全身にコレステロールを運んでいます。コレステロールは細胞膜やホルモンなどの材料。でも、増えすぎると、余分なコレステロールは血管壁に置き去りにされます。それを回収するのがHDLコレステロールですが、血管壁のコレステロールの量が多すぎると回収が間に合いません。

回収されなかったコレステロールは、血管にできた傷から血管の壁に入り込んでたまっていきます。これが酸化されて変性すると、動脈硬化が進行するのです。とくに**中性脂肪が高いとLDLコレステロールのサイズが小型化し、より動脈硬化を生じやすくなります。小型のLDLコレステロールは超悪玉コレステロールと呼ばれています。**

さて、4つめの**高血糖**はどうでしょう。

血糖値とは血液中のブドウ糖の濃度のことですが、血液中に余った糖は、タンパク質と結びついて「終末糖化産物（AGEs：エイジス）」と呼ばれる物質に変わります。これが「糖化」と呼ばれる現象で、細胞を老化させる最大の犯人です。

脂質代謝異常の判断の目安

LDLコレステロール

140mg/dℓ以上 ▶ 高LDLコレステロール血症

HDLコレステロール

40mg/dℓ未満 ▶ 低HDLコレステロール血症

中性脂肪(トリグリセリド)

150mg/dℓ以上 ▶ 高トリグリセリド血症

non《ノン》-HDLコレステロール

170mg/dℓ以上 ▶ 高non-HDLコレステロール血症

上記のいずれかひとつでも該当すれば

⇩

脂質異常症

※ ただし、LDL コレステロール 120mg/dℓ以上であれば、脂質異常症の予備群と考えて注意が必要です。
※ 他の値も、境界値に近い場合には要注意です。
※ これはあくまで目安です。正式な診断は、必ず医師を受診してください。

＼大間違い!!／

✕ コレステロール値は
・高くてもOK　・高いほど長生きする

糖尿病の判断の目安

血糖値（早朝空腹時のもの）

126mg/dℓ以上 ▶ 糖尿病型

ヘモグロビンA1c（HbA1c）

6.5以上 ▶ 糖尿病型

※ヘモグロビンA1cは特定健診（いわゆるメタボ検診）で検査されます

上記**2つの**「**糖尿病型**」が確認されると

↓

糖尿病

※ ただし、血糖値（早朝空腹時のもの）が100mg/dℓ以上か、ヘモグロビンA1cが5.6以上のいずれかがあれば糖尿病予備群と考えて注意が必要です。
※ これはあくまで目安です。正式な診断は、必ず医師に行ってもらいましょう。

ＡＧＥｓは活性酸素を発生させて、血管を傷つける他、血管壁の中にも侵入し、すでに血管内部に入り込んでいたＬＤＬコレステロールを酸化させ、動脈硬化をより進めてしまうのです。

喫煙、高血圧、脂質異常症、高血糖という4つは、確実に血管の老化を進めます。

そして最後の**肥満**はというと、高血糖、高血圧、脂質異常症を引き起こしやすいという意味で、やっぱり血管を老化させてしまう。肥満といっても問題になるのは、内臓脂肪型の肥満。つまりはお腹まわりにぽっこり脂肪がつくタイプの肥満です。

健康な人が血管事故を起こす危険度を「1」とした場合、**これら5つの要因を1つ持っているとき、危険度が3倍になると仮定すれば、2つ揃うと9倍、3つ揃うと27倍、4つ揃うと81倍、5つ揃っていると243倍に――**。でも、逆にいえば、これらの要因を1つずつ減らしていけば、血管事故が起こるリスクを3分の1ずつ減らせるということ。タバコを吸っている人は禁煙する。高血圧、脂質異常症、高血糖、肥満は、食事と運動で改善し、必要であれば薬によってコントロールする。それが、100年血管の基本です。

肥満の指標

◎肥満かどうかは、BMIという値で判断します。

BMI = 体重(kg)÷身長(m)÷身長(m)
標準体重=身長(m)×身長(m)×22

ちなみに、日本肥満学会のBMI判定基準は以下の通りです。

BMI 18.5 未満:低体重
BMI 18.5 以上 25 未満:普通体重
BMl 25 以上:肥満

◎内臓脂肪型肥満(腹囲で推定します)

腹囲≧85cm(男性)
腹囲≧90cm(女性)

「ピンコロリ」さえ選べないことも……

ここまで、ピンコロリ（突然死）というのはじつはまれな〝事故〟ではなく、誰にとっても起こり得ることなんだ、ということを説明してきました。

誰にとっても無縁ではないからこそ、本書の3章、4章、5章で紹介している100血管をつくる食事、生活習慣、運動にしっかり取り組んでほしい――と思っています。ただ、中には、「あまり苦しまずに逝《い》きたいから、ぽっくり死ねるならピンコロリでもいい」なんて思う方もいるかもしれません。

でも、まず、**「苦しまずに」という望みは、残念ながらそう簡単にはかないません。**

急性心筋梗塞を起こすと、左右の胸の中心から左胸にかけて、重苦しい、締めつけられるような強い痛みを伴います。ときには、首や肩、背中、左腕、腹部などに痛みを感じることもあります。なおかつ、その痛みは30分以上続きます。

脳卒中の場合、脳の一部の細胞が障害されるため、突然顔の半分や片側の手足が動かなくなる、しびれる、ろれつが回らなくなる、立てなくなる、片眼が見えなくなる、視野が欠ける、ものが2つに見える――といった症状が典型的ですが、脳卒中の中でもくも膜下出血の場合は、「頭をバッドで殴られたような」「今までに経験したことのないような」と表現されるほど激しい痛みを伴うことが多いです。

だから、「あまり苦しまずに」という最期の迎え方ではないのです。

また、自分もまわりの人も予期していないときに突然ぽっくり死んでしまうと、身辺の整理をしたり、身近な人たちに別れの挨拶をしたりする時間もありません。家族だって、まったく心の準備もできないままに大事な人を亡くせば、その喪失感たるや大きいでしょう。それに、誰しも人に見せたくないものの1つや2つはありますよね。それらをちゃんと処理してから旅立ちたいと思いませんか？

そして、ここからが肝心なのですが、「ぽっくり死ねるならピンコロリでもいいや」「自分の死後に恥ずかしいものが出てこようが、死んでいるんだからまあいいや」と割り切ったとしても、そもそもお望み通り、コロリと逝けるかどうかはわからないのです。

血管事故の先にある「後遺症」

じつは、**心筋梗塞をはじめとした心臓病での致死率は30％ほど**です。

逆にいえば、70％の人は生き残ります。医学の進歩やＡＥＤの普及などによって、救命率が上がっているのです。

助かるようになったのはいいことじゃないか——。

そう思うでしょう。それは間違いありません。

ただ、心臓の血管が詰まったり狭まったりして心臓に十分な血液が行き届かなくなると、心不全を起こします。その心不全が重症であれば、たとえ命は助かったとしても、すっかり元通りの心臓には戻らないというのはすでにお伝えした通りです。

心臓の細胞の一部が死んでしまって、心臓のポンプ機能が衰えてしまうために、全身に十分な血液を送れなくなり、疲れやすくなったり、少し体を動かしただけで息切れしてしまうようになったりする。

そうなると、今まで楽しんでいた趣味も楽しめなくなってしまいます。ショッピングが好きだったのに外出が億劫《おっくう》になったり、ゴルフやテニスが趣味だったのにコースをまわるのもラケットを持ってボールを追いかけるのもしんどくなったり。

心臓のポンプ機能の衰えによって倦怠感や足のむくみがあると、運転もままならなくなり、ドライブも楽しめなくなるでしょう。あまりに重症の場合は、ご飯を食べるだけで疲れて、食欲さえなくなってしまうということも……。

このように、重症な心不全だと、たとえ命が助かっても、健康寿命は短くなってしまうのです。

しかし、もっと厄介《やっかい》なのは、脳卒中のほうです。

脳卒中の致死率は15%ほど。脳卒中を起こしても、約85%の方は、コロリとは逝かず、命は助かります。

ただ、生き残ったのはいいものの、**そのうちの約5割の方には、重症な麻痺《まひ》や認知症のような症状などの後遺症が残ってしまうのです。**

脳卒中の後遺症でもっとも一般的なのが、**片麻痺と痙縮《けいしゅく》**です。片麻痺とは、体の片側が動かしにくい、またはまったく動かせなくなること。痙縮は、筋肉が緊張しすぎてしまい、手の指が握った形のまま開かなくなったり、腕が曲がったまま動かせなくなったり、足先が伸びたまま突っ張ったりすることです。

また、**感覚麻痺**といって、麻痺のあるほうの手足がしびれたり、痛みや熱さ、冷たさなどを感じにくくなったり、何かに触れても触れている感覚がわからなくなったりすることもあります。

自分の体なのに手足が思うように動かせないのはもどかしいでしょうし、以前ならごく簡単にできていたことができなくなってしまいます。

☑ 脳に障害が残るとどうなる？

一方、「認知症のような」と書いたのは、**高次脳機能障害**という後遺症です。

高次脳機能障害は、脳を損傷されたことで起こる、記憶や学習、思考、判断、感情などの機能の障害のこと。こう書いてもどんな障害なのかイメージをしにくいかもしれませんが、高次脳機能障害は本当に十人十色で、人によって症状の出方はさまざまです。

・注意散漫になる
・情緒不安定になって、怒りやすくなったり、急に上機嫌になったりする
・段取りを考えて行動することができなくなる
・ぼーっとして、何に対しても反応が遅くなる
・新たに経験したことが思い出せなくなったり、逆に過去の記憶がなくなったりする
・相手の話は理解できても言葉が出てこなくなる
・言葉の意味がわからなくなる
・字を書く、服を着るといった簡単なことの手順がわからなくなる

具体例を挙げましたが、これらはほんの一例で、脳のどこが障害されるのかによって、どんな障害がどんな強さで出るのかは変わります。そして、多くの場合、いくつかの症状が重なって出ます。

そのほか、**口やのどに麻痺が生じて言葉がうまく話せなくなったり（言語障害）、飲み**

物や食べ物をうまく飲み込めなくなったり（嚥下《えんげ》障害）、尿が出せなくなったり（尿閉）、逆に尿を漏らしてしまったり（尿失禁）、脳卒中によって生じる後遺症はさまざまです。

その結果、趣味の運動や運転などをあきらめざるを得なくなるだけではなく、ごく普通の日常生活でさえ、誰かの手を借りなければ難しくなってしまうこともあります。

血管を老化させて、心臓や脳といった大事な血管が切れたり詰まったりすれば、ピンコロリ（突然死）につながりかねないという怖さもありますが、それだけではなく、ピンコロリさえ、自分では選べません。

むしろ、コロリと逝かずに、なんらかのつらい症状や障害を抱えたまま生き続けることのほうが多いのです。健康寿命を短くするだけで、自分が描いていた晩年とは違う、つらい人生の幕開けになってしまいかねません。

だからこそ、血管をケアしていくことが大切なのです。

2章

「100年血管」で糖尿病、認知症、がんまで防ぐ！

介護、寝たきりの「ピンネンコロリ」の人生

1章では、ピンピンコロリをめざすはずがピンコロリになったり、コロリと逝くことさえも自分では選べなかったりするという現実を紹介しました。

コロリとは逝けなかったときに突入することになりかねないのが、介護が必要となる状態、寝たきりの状態です。

ピンピンコロリではなく、ピンネンコロリ。

ピンピンと元気なまま天寿をまっとうするのではなく、介護を受けながら10年前後を過ごし、お迎えを待つ人生になります。

実際、日本人の寿命と健康寿命の間には、男性でおよそ9年、女性でおよそ12年と、10年前後の開きがあります。

女性は男性に比べて長生きする傾向があり、平均寿命は男性よりも6年以上長いです。

でも、介護が必要になったり寝たきりになったりという不健康な期間も、平均で3年ほど長いのです。

介護が必要な状態になってもすべてができなくなるわけではありませんから、要介護状態になることが必ずしも不幸というわけではありません。ただ、要介護度には5段階あり、いちばん重度の「要介護5」になると、ほとんど寝たきり。ベッドにほぼ横になったまま、ご飯を食べるのも、トイレに行くのも誰かの手を借りなければいけないという状態です。

できれば避けたいというのが多くの人の本音でしょう。

今、要介護や要支援の認定を受けている人は、全国で700万人を超えています。65歳以上の人の2割弱が要介護者または要支援者です。その内訳はというと、次の通り。

- 要支援1　105万人
- 要支援2　102万人
- 要介護1　148万人
- 要介護2　121万人

・要介護3　94万人
・要介護4　90万人
・要介護5　59万人

※2024年8月末現在（厚生労働省「介護保険事業状況報告」より）

☑ 要介護度が上がるほど、「ピンネンコロリ」に近づく

要支援1、**要支援2**は、要介護状態に比べてまだ軽度で、基本的な動作は自分で行うことができ、買い物や金銭管理、薬の管理といった少し複雑な日常生活動作になると誰かの見守りや手助けが必要となる状態です。

ただ、適切にサービスを利用してリハビリを行えば、改善の見込みが十分にあります。

要介護1になると、排泄や食事はほとんど一人でできるものの、身だしなみや掃除などの身のまわりの世話に何らかの手助けが必要となります。

要介護2では、排泄や食事でも何らかの手助けが必要なこともあり、身のまわりの世話

全般、立ち上がりや歩行、移動にも何らかの支え、手助けを必要とするように。

要介護3では、身のまわりの世話、排泄、移動など、自分一人ではできないことが増えていきます。そして認知症に伴う問題行動や理解の低下がみられることもあります。

要介護4では、さらにできないことが増え、移動には車いすを必要とし、常に介護なしでは日常生活を送ることができないようになってきます。

そして**要介護5**では、すでに説明した通り、ほぼ寝たきりの状態で生活全般にわたって介護が必要になってきます。

これらは、あくまでも目安ですが、要支援、要介護がそれぞれどんな状態なのか、なんとなくイメージしていただけたでしょうか。

要介護度が上がるにつれて、人の手を借りなければいけないことが増え、ピンネンコロリな人生が色濃くなっていく印象があります。

血管と骨は運命共同体だった！

要支援・要介護になっていく背景にも血管の老化があります。まずは要支援の原因から見ていきましょう。

要支援になった原因で多いのは、次の3つです。

①関節疾患（19・3％）
②高齢による衰弱（17・4％）
③骨折・転倒（16・1％）

（厚労省「2022年国民生活基礎調査の概況」より）

これらの共通点は、骨や筋肉、関節といった運動器の老化に原因があること。

まず、要支援になる原因第3位の骨折・転倒に関わる「骨」について説明しましょう。

一時期、**「いつのまにか骨折」**というフレーズが、ＣＭやテレビでさかんにいわれていたことを覚えていますか？

これは、骨粗しょう症によって骨が老化していると、たとえばちょっと重い荷物を持ち上げるとか、床に手をつくとか、尻もちをつくとか、ほんのささいなことでいつのまにか骨折していることがあるんですよ、ということを伝えるキャッチコピーです。

このメッセージの通り、骨粗しょう症で骨の中の硬い部分が減り、骨がスカスカになっていると、ちょっとしたことで骨折しやすくなります。そして、骨折によって、それまでは身のまわりのことを全部自分でできていた人が、誰かの手を借りなければ暮らせなくなってしまう――というのはよくあることなのです。

ここで、骨と血管の間にある不思議な因果関係をご紹介しましょう。

いってみれば、骨と血管は運命共同体のようなものなのです。

骨と血管の理想は、「骨は硬く、血管はしなやかに」です。ところが、皮肉にも「骨はやわらかく、血管は硬い」という真逆の状態に陥ってしまうことがあります。

骨は、破骨《はこつ》細胞が古くなった骨細胞を壊し、骨芽《こつが》細胞が新しい骨細胞をつくることで、中身を少しずつ入れ替えています。前者の骨を壊すほうが「骨吸収」、後者の骨をつくるほうが「骨形成」です。

若いうちは骨形成（骨をつくること）が骨吸収（骨を壊すこと）を上回っているので、骨量が増えて丈夫な骨がつくられます。ところが、加齢とともに骨吸収のほうが上回るようになると、骨量が減り、骨密度が減ってスカスカな骨になってしまうのです。

これが骨粗しょう症です。

☑「カルシウム・パラドックス」という大問題

骨吸収、骨形成で大事な役割をしているのが、カルシウムです。

骨吸収では、破骨細胞が古くなった骨のカルシウムやコラーゲンを分解し、骨形成では骨の表面にコラーゲンをつくり、そこに血液で運ばれたカルシウムを付着させています。

血液中のカルシウム濃度は通常、一定で変わりません。

カルシウムが不足すると、骨を溶かしてカルシウムを取り出し、血液中に供給することで、血液中のカルシウム濃度を保とうとします。だから、カルシウム不足が続くと、骨粗しょう症が進むのです。

なおかつ、**骨から流れ出たカルシウムは、困ったことに血管にくっついてしまいます。**

もともとは血中のカルシウムが足りなくなっていたから骨からもらっていたわけですが、それが慢性化するうちに、血中のカルシウムが過剰になってしまい、余ったカルシウムが血管の壁にくっつき、血管を硬くし、動脈硬化を進めるのです。

カルシウム不足が、カルシウムの過剰を招く——。

その意味で、「**カルシウム・パラドックス**」と呼ばれています。

骨からカルシウムが奪われ、骨粗しょう症が進んで骨がスカスカになっていくと、その裏では、骨から取り出されたカルシウムが血管にたまり、血管を硬くして動脈硬化を進めている。

骨の老化が進んでいるときには、じつは血管の老化も進んでいるということです。

だから、骨と血管は運命共同体なのです。

血管を老化させるものは、骨も老化させる

骨と血管の共通点は他にもあり、そもそも同じ要因で老化が進みます。骨粗しょう症の主な原因は、すでに紹介したカルシウム不足ともうひとつ、運動不足です。**骨は、適度な負荷をかけてあげると、骨芽細胞が活性化して、骨をつくる働きが促されます。**

逆に、あまり歩かない、体を動かさない生活を続けていると、骨への刺激も減り、骨からカルシウムが溶け出しやすくなって骨量が減り、骨がもろくなりやすい。

血管にとっても運動不足は大敵です。

運動については5章で詳しく説明しますが、運動をすると、血流がよくなりますし、血管をしなやかに広げてくれる「**NO（一酸化窒素）**」という物質が分泌されます。また、運動習慣を持つことで肥満予防や脂質異常症の改善につながるなど、血管の老化を進める

要因の多くを改善・解消してくれます。

これだけ運動が血管に与える効果が大きいということは、逆に、運動をしないことでもたらされる弊害も大きいのです。

☑女性ホルモンは骨の強い味方

カルシウム不足と運動不足に加えて、女性の場合、女性ホルモンの欠乏も、骨の老化と血管の老化の両方に大きく関わっています。

骨粗しょう症が女性に多いことはよく知られていますが、50代手前頃まではとくに女性のほうが多いわけではありません。女性の場合、50歳前後に閉経を迎えると、骨粗しょう症になりやすいのです。

閉経が近づくと、女性ホルモンのひとつであるエストロゲンの分泌量が減っていきます。エストロゲンは、骨からカルシウムが溶け出すのを防ぐ役割を持っているので、じつは女性は、若いうちにはエストロゲンによって骨が守られています。

ただ、当然ながら、そのエストロゲンの分泌が減ってしまう閉経後は、急激に骨密度が下がりやすく、同年代の男性に比べて骨粗しょう症が進みやすい。

そして血管も、骨と同じように、エストロゲンによって守られています。

エストロゲンには、血管をしなやかに保ち、血圧が上がるのを防ぐ作用や脂質異常症を改善する効果もあり、動脈硬化の予防にも一役買っているのです。

だから、エストロゲンの分泌量が減ると、骨粗しょう症だけではなく、動脈硬化も進みやすくなります。

この本を読んでくださっている読者の中には、更年期世代の女性の方も多くいらっしゃると思います。骨と血管の守り神であるエストロゲンの恩恵を受けていた期間は残念ながら終わってしまったということは、意識しておいてください（自分で守らなければいけない、ということです）。

☑ 喫煙は骨をもろくし、骨折を治りにくくする

それから、いろいろな病気のリスク因子に挙げられるタバコも、骨粗しょう症を進め、

血管を老化させます。

喫煙が血管を老化させることは1章ですでに説明しましたが、喫煙によって血流が悪くなると、胃腸の働きも落ちるので、カルシウムの吸収が妨げられます。

また、女性にとっては、タバコはエストロゲンの分泌を抑えてしまう作用もあるため、骨粗しょう症のリスクを高めます。せっかく守り神のエストロゲンが骨と血管を守ってくれようとしても、タバコを吸っていれば、その働きをじゃましてしまうのです。

最近では、タバコを吸う人は骨粗しょう症になりやすいだけではなく、骨折したときに治るまでにより時間がかかることもわかってきました。それは血流の悪さと関係しているのではないかと考えられています。

カルシウム不足、運動不足、女性ホルモン・エストロゲンの減少、喫煙といった、骨を老化させる要因と血管を老化させる要因は共通しています。だから、100年血管をめざせば、運命共同体である骨も自ずと丈夫になり、骨折しにくい体をつくることができます。

タンパク質不足は寿命を縮め、認知症を招く

要支援になった原因の1位、2位は、関節疾患と高齢による衰弱でした。これらに共通しているのは、筋肉量の低下が招いているということです。

筋肉量が低下する原因は、運動不足とタンパク質の摂取不足の2つ。運動不足が筋肉量の低下を招くこと、筋肉の材料であるタンパク質が足りないと筋肉量が減少することは、どちらも説明するまでもないでしょう。

また、運動と血管の関係についても、すでに説明しました。

では、タンパク質と血管の関係はというと、血管の材料もまたタンパク質なのです。

日本では、戦後しばらくの間、脳出血が非常に多い時期がありました。今でこそ脳卒中の中でもっとも多いのは脳梗塞で、脳卒中全体の4分の3ほどを占めています。でも、1

950年代前半は脳出血が圧倒的に多く、人口10万人あたりの死亡数を比べると、脳梗塞の20倍以上、30倍近かったのです。

70年代前半までは、脳出血が脳梗塞の数を常に上回っていました。

なぜ、そんなにも脳出血が多かったのでしょうか？

よくいわれるのは、塩分の過剰摂取と高血圧の放置です。

塩分を摂りすぎていたし、高血圧があっても治療せずに放置されていた。そのことが脳出血による死亡を増やしていたのも事実ですが、それだけではなく、タンパク質が不足していたことも大きな原因でした。

血管の材料であるタンパク質が不足していたために、血管の壁そのものがもろくなっていたのです。だから、血管が破れるタイプの脳出血が多かったのですね。

現在も脳血管疾患は日本人の死因の第4位で、毎年30万人もの人が脳卒中を発症しています。そのうちの2割弱が脳出血なので、今でも多くの人が脳出血を引き起こしていますが、昔に比べると激減した背景には、塩分を控えるようになったこと、血圧にも気を遣うようになったこと、そしてタンパク質を多く摂るようになったことがあったのです。

タンパク質不足が認知症のリスクを増やし、寿命を短くすることもわかっています。

血液中のタンパク質はアルブミンという形に合成されて運ばれるのですが、東京都健康長寿医療センターの研究チームが行った研究によると、正常よりもアルブミンが少ない「低アルブミン血症」の人たちは、そうではない人たちに比べて、長生きできない傾向があり、なおかつ認知機能が低下するリスクが２倍も高かったのです。

ちなみに、この研究では赤血球の数、善玉のＨＤＬコレステロールの値が低い人も、認知機能が低下するリスクが高く、長生きできない傾向があることを指摘しています。

赤血球はタンパク質と鉄分、コレステロールは脂質の状態を示します。だから、**タンパク質、鉄分、脂質が不足していると、長生きできないうえに認知症になりやすくなるということです。**

☑ 肉は食べるべき？　それとも避けるべき？

ところで、タンパク質とひと言でいっても、肉や魚、卵、乳製品のような動物性タンパク質もあれば、大豆製品や豆類などの植物性タンパク質もあります。

年を重ねていくにつれて、あっさりしたものを好むようになり、肉よりも魚、魚よりも豆腐……と、同じタンパク質でもあっさりしたものを好んで食べている方も多くいるでしょう。

でも、100歳を超えて長生きされている百寿者の方の食生活を調べた研究では、百寿者の方たちは、日本人の平均よりもタンパク質を多く摂っていて（総エネルギー量に占めるタンパク質の割合が大きい）、なおかつタンパク質の中でも肉や魚といった動物性タンパク質の割合が大きいという結果が出ています。

長生きされている方、それこそ100歳まで長生きされている方は、肉、魚をしっかり食べているのです。

肉は、メタボにつながるイメージがあるせいか、悪者扱いされがちですが、大切なタンパク源です。とくに栄養が不足しがちなシニアの方にとってはとても大切。タンパク質は筋肉をつくり、血管を丈夫にしてくれます。

健康寿命を延ばすためには欠かせません！

血管の老化は認知症にも影響する

次に、要介護状態になる原因を見てみましょう。

多いのが、**①認知症、②脳血管疾患（脳卒中）、③骨折・転倒**——です。

このうち、脳血管疾患はまさに血管の老化が招く病で、1章で書きました。骨折・転倒については、先ほど説明したばかりですね。

では、認知症に関してはどうでしょうか。


認知症は、いろいろな原因で脳の細胞が死んだり、働きが悪くなったりしたために、

「物忘れがひどい（記憶障害）」

「時間や場所がわからなくなる（見当識障害）」

「使い慣れた道具の使い方がわからなくなるなど、簡単な動作ができなくなる（失行）」

「見えているもの、聞こえているものが何かわからなくなる（失認）」

など、さまざまな障害・症状が出て、日常生活に支障をきたす状態のこと。

認知症の原因となる病気は数多くありますが、中でもいちばん多いのが、**アルツハイマー型認知症**です。認知症全体の6割ほどを占めています。

次に多いのが**血管性認知症**で、2割ほど。

血管性認知症は、「血管性」とついているように、脳内の血管が詰まったり切れたりすることで、まわりの神経細胞がダメージを受けて、発症する認知症です。つまりは、脳梗塞や脳出血などの後に引き起こされる認知症なので、**血管を若く保つことが血管性認知症を防ぐ最大のカギ**です。

その他、レビー小体型認知症、前頭側頭型認知症など、認知症を引き起こす病気はじつは70種類以上もあるといわれていますが、ここでは、もっとも多いアルツハイマー型認知症について説明しましょう。

アルツハイマー型認知症は、血管性認知症とは異なり、これまでは血管の老化とは無関係だと考えられていました。ところが近年、アルツハイマー型認知症も血管と大いに関係があることがわかってきたのです。

☑ アルツハイマーとも関連している糖尿病

アルツハイマー型認知症と血管の関連で、とくに注目されているのが、血管を老けさせる5大悪のひとつ、糖尿病（高血糖）です。

糖尿病の人は将来認知症になりやすいことは、以前からいわれていました。その関連性が色濃くなってきて、最近では、**糖尿病の3大合併症（網膜症、腎症、神経障害）に加えて、第4の合併症として認知症が挙げられている**ほどです。

糖尿病があると認知症になりやすい理由は、いくつかあります。

ひとつは、「インスリンの働きの低下」です。

アルツハイマー型認知症は、アミロイドβ《ベータ》という不要なタンパク質が脳内にたまり、脳の神経細胞がダメージを受けて脳が萎縮《いしゅく》することで引き起こされます。

一方、血糖値を下げるホルモンとしてよく知られるインスリンは、細胞がブドウ糖を取り込むときに手助けしています。血糖値が上がると、インスリンが分泌されて血液中のブドウ糖を細胞に取り込ませることで、血糖値を下げているのです。

エネルギー源としてブドウ糖を主に使っている脳内でも、神経細胞がブドウ糖を取り込むときに、インスリンが一役買っています。

ところが、糖尿病でインスリンが不足していたり、インスリンの効きが悪くなったりしていると、脳内でもブドウ糖の取り込みがうまくいかなくなります。

また、インスリンは細胞内にアミロイドβが蓄積するのを防ぐ働きもしているので、インスリンの作用が低下すると脳の細胞内にアミロイドβがたまり、認知症を引き起こすと考えられています。

糖尿病でなくても「かくれ高血糖」なら認知症予備群

糖尿病と診断されたことのない人も、安心はできません。

空腹時の血糖値は正常でも、食後に血糖値が急上昇する「かくれ高血糖」（「食後高血糖」ともいいます）の人も、1・5倍から5倍、認知症になるリスクが高まります。

かくれ高血糖を生じやすい糖尿病やメタボリックシンドロームの人では、インスリンの働きが低下する「インスリン抵抗性」と、その結果生じる「高インスリン血症」という状態を伴っています。

インスリン抵抗性があると、脂肪細胞から遊離脂肪酸が放出されますが、これはアミロイドβを分解する働きも担うインスリンの作用を抑制することによって、アルツハイマー型認知症の発症リスクを高めてしまいます。

さらに、高インスリン血症は、炎症性サイトカインのTNF－α《アルファ》という、脳内のアミロイドβの蓄積を助長する物質を産生することもわかっているのです。

健康診断や人間ドックでは空腹の状態で検査を受けるので、それだけでは食後に血糖値が上がっているかどうかはわかりません（だから、「かくれ」なのです）。

かくれ高血糖は、普段は気づきにくいのですが、日本人の3人に1人が持っているといわれています。

☑「かくれ高血糖」があるかを調べる方法

かくれ高血糖かどうかを調べるには、あえて食後1～2時間のタイミングで血糖値を測ること。それが、いちばん手っ取り早くて確実な方法です。

自己血糖測定器を薬局などで購入して自宅で測定することもできますが、測定器は1、2万円するので、わざわざ購入するのはちょっとハードルが高いでしょう。

おすすめは、「ゆびさきセルフ測定室」を活用することです。

最近、血糖値やヘモグロビンA1c《エーワンシー》（HbA1c）、中性脂肪値、コレステロール値などを調べることができるスペースを設けた薬局やドラッグストアが増えていることをご存じですか？

それが、ゆびさきセルフ測定室（正式には検体測定室）です。

使い捨てタイプの採血キットで指先にピッと穿刺《せんし》して、ほんのちょっと血液を採取し、スタッフに渡すと、その場ですぐに分析してくれて、10分程度で結果がわかります。血液をピッと出すのは自分で行わなければいけませんが、薬剤師さんがカウンター越しに見守っていてくれるので、自宅で一人で行うよりは安心でしょう。

費用も、1項目500〜1000円程度とリーズナブルです。

どの薬局、ドラッグストアにもあるわけではありませんが、今、ゆびさきセルフ測定室は全国に2000箇所以上あります。近くの薬局やドラッグストアにあれば、ぜひご活用ください。

ただ、場所によって測定できる項目が異なるので、血糖値が測定できることを確認しましょう。血糖関連ではヘモグロビンA1cの測定のみというところもあります。

高血糖状態は認知症のリスクを高める

かくれ高血糖も含め、高血糖状態が続くことは認知症の原因になります。

糖尿病は自覚症状がほとんど出ないため、治療もせずにほったらかしにされがちです。でも、糖尿病・かくれ高血糖を防ぐことは、血管のアンチエイジングになるのはもちろん、アルツハイマー型認知症の予防にもつながります。

そう知ると、お饅頭《まんじゅう》を食べる手が止まりませんか？

ひとつ饅頭を食べると、他の人よりも早く〝認知症の崖〟に近づいていくわけです。みんなが1歩ずつ近づいている中で、自分だけが2歩ずつ、または5歩ずつ近づいていくことを想像したら……どうでしょうか？

あるいは、タバコのパッケージと同じように、お饅頭やお菓子のパッケージに「このお菓子を食べすぎると認知症になるリスクが高まります」と記載されていたら、食べますか？

食べませんよね。

「糖尿病になるよ」と言われても、食欲のほうが勝ってしまうかもしれませんが、「認知症になるよ」と言われたら、ちょっと躊躇《ちゅうちょ》するでしょう。今度から、砂糖たっぷりのお饅頭やお菓子を見たら、〝認知症の崖〟に高速で近づいていく自分をイメージしてください。

症状がはっきり出ない「かくれ心不全」の怖さ

「かくれ」といえば、心不全もかくれてしまうことがあります。

そして、要支援、要介護に至る原因のトップ3には入っていませんが、ここまでに説明してきた病気・障害の次に多いのが、じつは心臓病です。

1章では突然死の原因でいちばん多いのが心臓病だと紹介しました。心臓の働きが低下して全身に十分な血液を送ることができなくなる「心不全」は、急に強い症状が出て突然死につながることもある一方、症状がじわじわと慢性的に現れる場合もあります。

急性の心不全ははっきりと強い痛みを伴うのでさすがに気づかないことはありませんが、慢性の心不全の場合は、じわじわと進み、症状がはっきりしない分、見過ごされやすい。

そのため、「かくれ心不全」と呼ばれることもあります。

・ちょっとした坂で息切れする

・夜間のトイレが増えた
・足がむくむ（指で数秒押すと、指を離してもへこんだまま元に戻らない）

これら3つに心当たりのある人は、気づかないうちに心臓の働きが衰えているかもしれません。

心臓のポンプ機能が低下すると、血液が心臓に戻りにくくなり、血流が滞ります。停滞した血液中の水分が血管から肺にしみ出せば、ちょっとしたことで息切れするようになり、余分な水分が重力によって下へ下へとたまっていけば足がむくむようになる。そして、夜間、横になって重力から解放されると、足にたまっていた水分が心臓へと戻り、やがて腎臓のほうに流れていくので、寝ている間にトイレに行きたくなるのです。

どれもよくある症状なので、「年のせいかな」「太ったせいかな」などと見過ごされやすいのですが、じつは「かくれ心不全」だったということはよくあります。なおかつ心不全は、疲れやすくなったり寝つきが悪くなったりするために、生活の質をぐっと下げます。

突然死も含めた死亡を遠ざけるためにも、要支援や要介護状態に陥ることを避けるためにも、じわじわと心不全を進めないよう、若い血管を取り戻しましょう！

慢性的な肺疾患「かくれCOPD」にも要注意

「かくれ」つながりでもうひとつ。COPD（慢性閉塞性肺疾患）もかくれることの多い病気です。

肺の中の気管支に炎症が起こり、気管支が狭くなることで空気の流れが悪くなったり、気管支の先にある肺胞が壊れてしまったりする病気のこと。以前は、慢性気管支炎や肺気腫と呼ばれていた病気の総称が、COPDです。

「慢性」と病名についている通り、ゆっくり、数年から数十年かけてじわじわ進行していきます。そのため、本人が気づいていない「かくれCOPD」も多く、国内の研究では40歳以上の8・6％、約530万人にCOPDがあると推定されている一方で、病院でCOPDと診断された人は20万人前後しかいません。

その差、500万人近くは、「**かくれCOPD**」なのです。

COPDや、死因のトップ5に入る肺炎など、肺の病気を予防・改善するポイントは、禁煙と運動です。どちらも血管ケアの基本中の基本。また、肥満や猫背は肺を圧迫するので、肥満解消と姿勢改善も肺の病気の予防になります。これも、「100年血管」に通じます。

私のクリニックにいらした70代のある患者さんは、ほとんど歩かない生活をしていたところ、メタボになって、さらにCOPDになってしまい、高濃度の酸素を鼻から吸入する在宅酸素療法を受けることになりました。

「酸素を吸いながらでも、とにかく運動が大事ですよ」とお伝えして、散歩を日課にしてもらったところ、5年経った今ではすっかりメタボが解消され、当時よりもずっと元気になりました。

COPDによってダメージを受けた肺は、現在の医学では元に戻すことはできません。そのため酸素機器は手放せませんが、毎日自分の足で1時間近く歩き続けたことで、体力と筋力が増え、息切れがだいぶ改善されたのです。

息切れがラクになると、ますます体を動かそうという気になりますし、食欲も増します。お話をうかがっていると、5年前よりもはるかに生活を楽しんでいらっしゃることが伝わります。

そしてもうひとつ、おまけがついてきました。肺のために歩いていたら、血管年齢まで若返ったのです。

ということは、**血管事故からも遠ざかり、がんや認知症からも遠ざかったはずです。**

☑ 血管をケアすることは、肺にもいい

この患者さんの場合は、ＣＯＰＤという肺の病気を改善するために行ったことが血管も若返らせたという話でしたが、その逆のパターンもあります。

つまり、**100年血管をめざして生活していれば、肺の病気の予防・改善にもつながる、**ということ。

日本人全体の喫煙率はだんだん低下していますが、若い頃にタバコを当たり前のように

吸っていた世代がだんだん高齢化し、COPDをはじめとした肺の病気は増えています。

・頻繁《ひんぱん》に息切れを感じる
・咳をしたときに、粘液や痰などが出ることがある（風邪、感染症のときは除いて）
・以前よりも外に出かける機会が減った
・これまでの人生で、少なくともタバコを100本は吸っている

当てはまる項目が多いほど、COPDの可能性大です。

いったんダメージを受けた肺は元には戻らないからこそ、早期発見と早期治療・ケアが肝心です。思い当たる方は、まずは禁煙を。そして、体を動かし、体力・筋力をつけて息切れしない体をつくりましょう。

「100年血管」づくりはがん予防にも通じる

ここまで、ピンネンコロリの「ネン」の部分——要支援と要介護——の原因を見てきました。ピンネンコロリの人生につながる原因には、関節疾患、高齢による衰弱、骨折・転倒、認知症、脳血管疾患、心不全、COPD……といろいろありますが、どれも血管との関わりが深い。だから、**あれもこれもといろいろな予防法に取り組む必要はなく、じつは解決策は共通していて、血管力を高めればいいのです。**

さて、この章の最後に、「コロリ」のほうの原因と対策も押さえておきましょう。

長年死因の第1位を占めている「がん」の話を、まだしていませんでした。2人に1人ががんになるといわれるほどですから、「がんは避けられないもの」というイメージを持っている方もいるでしょう。

でも、本当に避けられないがん、つまりは遺伝性のがんは全体の5%しかありません。

残りの95%は、避けられるがん。
その正体は、なんらかのよくない生活習慣によって引き起こされる生活習慣病です。

いやいや、そんなことはないでしょう――。そう思う方もいるかもしれません。

たしかに、がん家系という言葉に頷いてしまうほど、がんになる人が多い家族はあります。そのことを医学的には「家族集積性のがん」または「家族性のがん」といいます。

これは、遺伝が原因ではありません。同じ家で生まれ育ったために、同じ生活習慣を持つことが原因です。生まれ持った定めではなく、後天的に身につけたものなのです。

ここで、生活習慣の変化によって男女ともに増えている大腸がんを例に挙げましょう。

胃がん、肺がん、乳がんなど、いろいろながんがある中で、新たにがんと診断された人の数（罹患数）がもっとも多いのが大腸がんです。

大腸がんの場合も、その原因の多くが悪しき生活習慣にあると考えられています。生活の欧米化、近代化に伴う食事や運動、嗜好品などの変化が、発症リスクを高める可能性があるのです。「三つ子の魂百まで」といわれるように、身についた生活習慣が、同一家族の大腸がんの発症リスクを高めているのです。

☑ 大腸がんのリスクを高める生活習慣

では、大腸がんになりやすい生活習慣とはどういうものでしょうか？

①赤身の肉や加工肉の食べすぎ、②運動不足、③飲酒、④喫煙、⑤肥満——これら5つが大腸がんのリスクを上げることは、医学界においては、すでに常識となっています。

まず、赤身肉とは牛・豚・羊などの肉、加工肉はベーコンやハム、ソーセージなどのことです。赤身肉や加工肉の摂りすぎは、大腸がんだけではなく、血管病である心臓病のリスクを高めることもわかっています。

ただし、タンパク質をしっかり摂ることはとても大事なので、**あくまでも「食べすぎ」がいけません**。赤身肉、加工肉を毎日80g以上食べているようなら、見直しましょう。

調理が手軽な加工肉よりも生鮮肉を。そして、生鮮肉にしても、豚肉や牛肉ばかりではなく、鶏肉も選び、「昨日はお肉だったから、今日は魚にしよう」などと肉と魚を交互に食べることを意識すると、赤身肉・加工肉を食べすぎることはありません。

残りの4つ、運動不足、飲酒、喫煙、肥満についても、血管を老けさせる要因です。

お酒に関しては、少量のアルコールが心筋梗塞などの心血管イベントを減らすというデータがあります。しかし、脳卒中やがんのリスクは摂取するアルコール量とともに高くなることがわかっており、適量という概念は失われつつあります。落としどころとして、男性であれば、ビールで中瓶1本程度、日本酒は1合、焼酎は半合弱、ワインはグラス2杯ほどが、1日の適量といえるでしょう。女性は、男性の適量の半分を目安にしてください。

こうして見ていくと、大腸がんのリスクを高める生活習慣と、血管を老けさせる生活習慣は、ほぼ同じ。だから、血管を若く保つ生活を意識していれば、自ずと大腸がん（というより、がん全般）の予防にもつながります。

大腸がんは大腸にできるがんなので、「毎日ヨーグルトを食べて腸内環境をよくすれば防げるのでは？」「便通をよくすればいいのでは？」と考える人もいるかもしれません。

もちろん、腸内環境も便通改善も大事です。でも、それだけでは防げません。

大腸がんを予防する最善策は、血管力をアップする生活習慣を行うこと。

それは、リスクを上げる生活習慣が共通していることも理由ですが、腸という臓器に酸素と栄養を送り届けて養っているのも、やっぱり血管だからです。

「人生100年時代」を支える血管力

人生100年時代、100歳まで生きるということは、今80歳の人なら、あと20年。50歳の人なら50年という年月があります。定年を迎えても人生はまだまだ続きます。

「そうはいっても、もう体にガタがき始めているよ……」なんて思う人も、もしかしたらいるかもしれませんね。

でも、**弱い部分を抱えていることは決して悪いことではありません**。

健康に自信がある人ほど、自身の体力を過信して日頃から無理をしがちなので、ある日突然重大な病気に倒れる……ということはよくあるのです。弱い部分を持っているからこそ、健康に気をつけようと思うもの。だから、不健康な部分を自覚していることはとても大切なことだと私は思います。

私は、診察にいらした患者さんに、血管の状態をサクラの木にたとえてお話しすることがあります。

大動脈は「幹」、末端の動脈や静脈、毛細血管は「枝葉」に相当します。1つひとつの花が、脳や心臓、肺、腸、骨といった臓器です。

幹や枝葉が健康な状態であれば、1つひとつの花びらのすみずみまで栄養がしっかり行き渡り、樹齢に関係なく、美しい花が咲きます。**年を重ねたサクラが素晴らしい満開を見せてくれるのは、健康な幹・枝葉を維持しているからです。**

しかし、幹や枝葉が何らかの原因で不健康になっていたとしたら？

あの美しい「満開のサクラ」にはなりません。

私たちの体も同じなのです。幹や枝葉、つまり全身の血管が健康であることがすべてのベースになっているのです。血管が健康であれば、栄養が全身の細胞1つひとつのすみずみまで行き渡り、臓器も健康を維持できます。

この「幹と枝葉から元気にする」ことが、私たちの体でいえば「**血管を若返らせること＝100年血管をつくること**」です。

「100年血管」をつくるとは、血管を若返らせるケアのこと。

「血管がしなやかに開くこと」

「血管の内側がなめらかで、血液をスムーズに循環させることができるようにすること」

という両方を兼ね備えた「血管力」を高めることです。


といっても、血管に直接触れることはできません。

ではどうやって血管をケアするのかといえば、

・血管力を下げる食事をやめて、血管力を高める食事に変える
・血管力を高める質のいい睡眠を取り、血管力を下げるストレスを減らす
・血管力を高める運動をする

ということに尽きます。


血管力に注目して健康づくりを行えば、寿命を短くする要因も、健康寿命を短くする要因も予防することができます。

さあ、早速、具体的な方法に入っていきましょう！

3章

「100年血管」をつくる食べ物、食べ方

「100年血管」をつくる基本は「なんちゃって糖質制限」

さあ、ここからは実践編です！

この章では、血管ケアの3本柱のひとつ、食事の摂り方について説明しましょう。

血管を若返らせる食事、まずは、「糖質の摂り方」です。

糖質（＝ごはん、パン、めん類、いも類、甘い果物、スイーツなど）は、食べたら体内ですべてブドウ糖に分解され、血糖値を上げます。つまり、食後の高血糖（かくれ高血糖）を引き起こす張本人です。

糖質たっぷりの食事は、血糖値の急上昇・急下降を招き、血管をじわじわと痛めつけます。血糖値が上がると、すい臓がインスリンを分泌して血糖値を下げてくれるのですが、食事のたびに大量のインスリンを出していると、すい臓が疲れてインスリンの分泌量が減ったり、インスリンが効きにくくなったりします。そうして、糖尿病へと向かっていく。

その昔、スポーツ少年だった男性が選びがちな「ラーメン＋半チャーハン」セットや「うどん＋ミニ天丼」セットなど、ダブル炭水化物メニューはもってのほか。

女性も、食べる量は少なくても、サンドイッチとスイーツ、パスタとパン、うどんと果物など、糖質に偏ったメニューになりがちな人は、見直しましょう。

ダイエットの方法としてすっかり定着した感のある「糖質制限」ですが、私の考え方は、

- **食後に血糖値を急上昇させて血管を傷つけないように、糖質は控えめがよい**
- **でも、ブドウ糖も体にとって必要なエネルギー源なので「断つ」のはNG**
- **主食を半分にするか、3食のうち1食だけ炭水化物を抜く程度に**

という「**なんちゃって糖質制限**」です。

今は糖質を摂りすぎているために内臓脂肪が増えたり、血糖値を上げたりして血管を老化させている人が多いので、糖質は控えるべき。でも、まったく摂らないのはかえって体に悪いので、ちょっと減らす方法を私自身も実践し、患者さんにもすすめています。

炭水化物は「温より冷」「白より茶」

「なんちゃって糖質制限」では、ごはんを半分にしましょう、朝・昼・晩のうち1回は炭水化物を抜きましょう――とすすめていますが、これまでダブル炭水化物メニューやごはん大盛りが当たり前だった人にとっては、ツラいかもしれませんね。

「今日からごはんを半分にするから、その分、おかずを増やしてほしい」なんて奥さんに頼んだら、ムッとされるかもしれません。

習慣にするには、無理なく続けられることが肝心。

そこで、「減らす」が難しいときに提案しているのが、「選ぶ」です。

主食を選ぶ。

基本は、GI値の低い炭水化物を選ぶことです。

GIとはグリセミック・インデックスの略で、ブドウ糖50gを摂取したときの血糖値の上昇度を「100」として、その食品を糖質50g分摂取したときの血糖値の上がり具合を相対的に示したもの。食後血糖値の上がり具合いを表す指標です。

GI値が100に近い食品ほど血糖値を上げやすく、GI値が低い食品ほど血糖値を上げにくい。

あくまでもその食品を糖質50g分食べた場合の相対値なので、「1食分」「1個分」ではないことに注意は必要ですが、糖質を多く含む炭水化物を選ぶときにはいい目安になります。

GI値を覚えるのさえ面倒という人は、より精製度の低い穀物を選びましょう。

白米よりも、玄米、胚芽米、もち麦。

精製された小麦粉でつくられた白パンよりも、ライ麦パンや全粒粉のパン。つまりは、白い炭水化物よりも茶色い炭水化物です。

もうひとつ付け加えると、とくにパンを選ぶときにはやわらかいものよりも、硬めのものを。ロールパンのようにやわらかいパンより、ライ麦パンのような噛みごたえのあるパンのほうがよく噛んで食べられる分、満腹中枢が刺激されて、食べすぎを防げます。

やわらかいフワフワのパンを食べているうちに、1個のつもりが2個になり、3個になり、食べ終わったときにはなんだか眠気に襲われた……なんて経験、ありませんか？

その裏には、血糖値の急上昇がかくれているかもしれません。食事で血糖値が急上昇し、インスリンが大量に出ると、眠気につながることがあるのです。

それから、**ざるうどんとかけうどんで悩んだらざるうどんを、普通のパスタと冷製パスタで悩んだら冷製パスタをすすめます。**

糖質のひとつであるデンプンは、一度熱を加えられた後で冷やされると、その一部が「レジスタントスターチ」と呼ばれる「消化されないデンプン」に変わるのです。

レジスタントスターチは、小腸で消化されずに大腸まで届き、食物繊維と同じような働きをしてくれます。つまり、糖の吸収をゆるやかにしてくれる。

炊き立て派には残念なお知らせですが、**炊き立てのごはんよりも冷えたおにぎり。米、小麦、いも類といったデンプンが多く含まれる炭水化物を食べるときには、温かいものよりも冷たいもののほうが血管には喜ばれます。**

主な炭水化物のGI値

ごはん		パン		めん類	
もち	85	あんぱん	95	ビーフン	88
精白米	84	フランスパン	93	うどん	85
もち米	80	食パン	91	インスタントラーメン	73
赤飯	70	バターロール	83	そうめん	68
胚芽精米	70	ナン	82	そば	54
玄米	56	ベーグル	75	スパゲティ	65
五穀米	55	クロワッサン	68	中華めん（生）	61
		ライ麦パン	58	スパゲティ（全粒粉）	50
		全粒粉パン	50		

水溶性食物繊維を味方につける

かけうどんよりもざるうどん、炊き立てのごはんよりも冷えたおにぎりのほうがいいのは、うどんやごはんに含まれるデンプンの一部がレジスタントスターチに変わって、食物繊維のような働きをするから、でした。

ということは、食物繊維がいいということ？

そうなんです。食物繊維は、「100年血管」に欠かせない栄養素です。

食物繊維には「不溶性食物繊維」と「水溶性食物繊維」の2種類があります。どちらも大事ですが、血管ケアでより大事なのは水溶性食物繊維のほうです。

水に溶ける水溶性食物繊維は、食品の水分を取り込んでゼリー状になります。そうして胃腸の中をゆっくり通過していくので、胃にとどまる時間が長く、小腸での栄養素の吸収を遅らせてくれます。また、吸着性もあって、余分なものを体外に出してくれます。

そのため、次のような効果が期待できるのです。

・糖や脂肪の吸収を遅らせて、食後高血糖を防ぐ
・余分なコレステロールを吸着・排出して、脂質異常症を予防する
・余分なナトリウムを吸着・排出して、高血圧を予防する

血管を直接老化させる要因を撃退してくれるということです。

さらに、水溶性食物繊維は消化されずに腸まで届き、腸内で善玉菌のエサになります。そうすると、善玉菌が増えて腸内環境も良好に。

それだけではなく、善玉菌は水溶性食物繊維をエサに「短鎖《たんさ》脂肪酸」というものをつくり出します。この短鎖脂肪酸が、私たちの体にとって、いろいろな〝いいこと〟をしてくれることがわかってきました。

・腸内を弱酸性にして、大腸のバリア機能を高める
・腸の蠕動《ぜんどう》運動を活発にする
・インスリンの分泌を進める腸管ホルモンの分泌を助け、血糖値上昇を抑える
・食欲を抑える

・脂肪細胞に脂肪が蓄積されるのを抑える

血管にとっても、体全体にとっても、かなり嬉しい効果ばかり。これらはすべて短鎖脂肪酸の働きとして、報告されていることです。

こうした短鎖脂肪酸の恩恵を受けるには、水溶性食物繊維が欠かせません。

☑ 食事のスタートは食物繊維から

水溶性食物繊維のメリットはいろいろありますが、血管ケアにおいていちばんのポイントは、糖の吸収をゆるやかにして食後高血糖を防いでくれることです。

その効果を最大限に発揮してもらうには、食事の最初に食べましょう。

だから、「**ベジファースト（まずは野菜から）**」とよくいわれるのです。

水溶性食物繊維が豊富な食べ物は、おくらや山芋、なめこ、納豆などのネバネバ食品、コンブやワカメなどの海藻類、玉ねぎ、にんにく、ごぼう、アボカド、芽キャベツなどの野菜、キウイやりんご、みかんなどの熟した果物、ドライイチジク――など。

水溶性食物繊維が豊富なものを先に食べることが大事なので、野菜サラダや野菜スープでなくても、おくらの味噌汁や納豆、わかめスープなどでもOK。アボカドも、調理が手軽でいいですよね。半分に切って、ちょっと醤油やオリーブオイルをたらして、スプーンですくって食べるだけでもおいしいです。私はベジファーストの代わりにキウイファーストとして、食前に1個、キウイを食べることもあります。

お腹が空いているときには、つい、ごはんやパンといった炭水化物から食べたくなるかもしれませんが、そこはいったん落ち着いて。炭水化物こそが血糖値を上げるので、食べる順番としては何より先に食べてはいけません。「食物繊維から」を習慣にしましょう。

水溶性食物繊維は、便秘予防にも欠かせません。便秘も血管を老けさせるもとです。便秘になると、腸内で悪玉菌が増え、悪玉菌が生み出す有害物質やガスが増えます。それらが腸から血管に移ると、血管を傷つけてしまう。だから、水溶性食物繊維は便秘を防ぐという意味でも血管を守ってくれます。

血糖値の急上昇を防ぐ「ソイファースト」

食事の最初は水溶性食物繊維が豊富なものから——というのが100年血管ごはんの基本。でも、会食や宴会、飲み会など、自分では料理を選べない場面もありますよね。そういうときには、食事の前に、あえて一品お腹に入れておくという方法があります。

おすすめは、大豆。

大豆は、食物繊維もわりと多く含まれていますし、筋肉だけではなく血管をつくるもとにもなるタンパク質、骨からカルシウムが溶け出すのを抑える効果のあるイソフラボン、さまざまなビタミン・ミネラルと、いろいろな栄養素が含まれています。

また、大豆独特のえぐみの主成分である「大豆サポニン」には、糖が小腸で吸収されるのを抑える働きがあります。**食物繊維と大豆サポニンのダブルの効果で、糖の吸収をゆるやかにして、血糖値の急上昇を防いでくれるのです。**

大豆を、食前（または食事の最初）に食べることを、私は「ソイファースト」と呼んで、こんな方法で実践しています。

・納豆を1パック、先に食べる
・食前に豆乳を飲む
・蒸し大豆をヨーグルトやスープに入れて食べる

豆乳は、加工の段階で食物繊維の量は少なくなってしまいますが、大豆サポニン効果があるので安心してください。何より、手軽なのがいいですよね。ただし、甘く味付けされた豆乳は、当然、糖質が多いので逆効果です。

蒸し大豆は、私は市販のパック入りのものを常備しています。100g100円ほどと値段も手頃で、スーパーやコンビニで入手可能。味もほんのり甘くておいしい。

この蒸し大豆をインスタントスープに追加したり、パックの半量の蒸し大豆を電子レンジで20秒ほど温めて無糖ヨーグルトと混ぜたり。食前に食べるソイファーストとしてはもちろん、間食代わりにもおすすめです。

血管を若返らせる油の選び方

油の摂り方は、最近注目されるようになってきましたよね。「オメガ3」「オメガ6」といった言葉も、テレビコマーシャルでも耳にするようになりましたし、商品パッケージに「オメガ3」と書かれていることも。

健康意識の高い方なら、「オメガ3系の油がいいんでしょう?」と、すでにご存じかもしれません。では、その理由はわかっていますか?

オメガ3系の油を摂ったほうがいい理由を説明する前に、まず基本を押さえましょう。

油や脂肪といった脂質には、常温で固まる「飽和脂肪酸」と、常温では液体となる「不飽和脂肪酸」があります。そして、不飽和脂肪酸はさらに次の3つに分かれます。

・オリーブオイルなどに多く含まれる「オメガ9系脂肪酸」

・魚の油やアマニ油、エゴマ油、くるみなどに多く含まれる「オメガ3系脂肪酸」
・大豆油やコーン油、紅花油、ひまわり油などに多く含まれる「オメガ6系脂肪酸」

このうちオメガ3系脂肪酸は、体内でＥＰＡ（エイコサペンタエン酸）やＤＨＡ（ドコサヘキサエン酸）に変わり、体の炎症を抑える働きをすることがわかっています。

血管の老化は、高血圧や高血糖、脂質異常症、喫煙などで血管の内側にある内皮細胞が傷つけられることが原因でした。このときに、血管は慢性的な炎症状態に陥ります。

ですから、炎症を抑えてくれるＥＰＡやＤＨＡは、血管を若返らせてくれる救世主なのです。

一方、オメガ6系脂肪酸は「アラキドン酸」というものに変わり、摂りすぎると炎症を促します。

オメガ3系脂肪酸もオメガ6系脂肪酸も、体内では合成できない必須脂肪酸なので、どちらも必要です。でも、その割合が重要で、本来は同じくらい摂るのが理想的。

ところが、**多くの人は、圧倒的にオメガ6系のほうをたくさん摂っています。**

たとえば、調理用に使われるサラダ油もオメガ6系なので、市販の惣菜や加工食品に使われている油は、ほぼオメガ6系脂肪酸です。

お菓子やパン、ドレッシングなど、市販の商品の原材料名をチェックしてみてください。「植物性油脂」とありませんか？

それは、多くの場合、オメガ6系脂肪酸です。

なおかつ、悪名高い「トランス脂肪酸」が含まれていることも多い。トランス脂肪酸は炎症のもととなり、多く摂りすぎると、肥満や糖尿病、心臓病を引き起こしやすいことがわかっています。摂る必要のない油です。

☑ 加熱調理するときにおすすめの油

さて、オメガ3系とオメガ6系の話に戻しましょう。

見えない油も含めて、私たちは知らず知らずのうちにオメガ6系脂肪酸を摂りすぎています。だから、油を選ぶときには、オメガ6系ではなく、オメガ3系のアマニ油やエゴマ油などを選んでください。

ただ、ここでひとつ問題が。

オメガ３系脂肪酸は熱に弱く、加熱調理には向きません。

普段の炒め物や焼き物などの加熱調理には、悪玉コレステロールを減らしてくれることがわかっているオリーブオイルを使いましょう。

オリーブオイルの主成分のオレイン酸は、善玉のＨＤＬコレステロールは下げず、悪玉のＬＤＬコレステロールを下げる効果があります。一方で、体内でアラキドン酸に変わるオメガ６系脂肪酸の含有率は少ないのです。

だから、加熱調理にはオリーブオイルを。そして、ドレッシングやディップ、ソース、あるいはジュースやスープに加えるなど、加熱しないで「和える」「かける」「垂らす」油には、オメガ３系のアマニ油やエゴマ油などを使いましょう。


減らす油（オメガ6系脂肪酸）と、増やす油（オメガ3系脂肪酸）、なるべく摂らないようにする油（トランス脂肪酸）を意識すること。これを押さえておけば、血管が喜ぶことはもちろん、お肌の健康にもてきめんに表れ、見た目も若返りますよ。

アマニ油、エゴマ油に加えて「魚」もプラス

「オメガ3系脂肪酸を意識的に選びましょう」

こうアドバイスすると、「さっそくアマニ油を買ってきます！」と実践してくださる方は多いのですが、忘れてはいけないのは、EPAとDHAが大事だということ。

EPA、DHAは炎症を抑えてくれる働きがあると書きましたが、その抗炎症作用がより高いのはDHAのほうです。

一方、EPAは、血管をしなやかに開いて血圧を下げる、血栓ができにくくなる、血液中の脂質（コレステロール、中性脂肪）のバランスがよくなる、赤血球がやわらかくなり血流がよくなる――など、まさに血管力を高める働きの宝庫です。

オメガ3系脂肪酸は、その一部が体内でEPAやDHAに変わる。

だから、「摂りたい油」なのです。

ただ、味噌汁やスープにタラッとアマニ油やエゴマ油を垂らすにしても、せいぜい1、2gですよね。そのうち体内でEPAやDHAに変わるのは10～15％程度です。**アマニ油、エゴマ油などを和える・かける・垂らすだけでは、どうしても足りません。やっぱり魚も食べていただきたい。**

魚の油にはEPAやDHAがそのまま入っています。

そして、魚を食べるときには油ごといただきたいので、いちばんのおすすめは、刺身やカルパッチョ、たたきなど、生で食べること。生が苦手な人は、油が逃げないようにホイル焼きやスープなどにするのもいいですね。

さらにお手軽なのは、缶詰です。

サバ缶、**イワシ缶**が最近人気ですよね。安価で保存が利くうえ、油も含めて魚の栄養分をまるごと食べられます。骨までやわらかく調理されているので、骨ごと食べられてカルシウムも摂れる。骨粗しょう症対策に必須のカルシウムも補えるのです。

活用しない手はありません。でも、油入り、油漬け、味付けのものには余計な油や塩分が入っているので、シンプルな水煮缶を選び、スープも含めてまるごと使いましょう。

血管にやさしい肉の食べ方

魚の話をしたので、肉の話もしましょう。

30代、40代、50代の比較的若い人たちは肉を食べすぎて、中性脂肪やコレステロールを余分にまとっている人が多くいる一方、シニアになると、大事なタンパク源である肉を控えすぎて、加齢による影響以上に筋肉量を減らしてしまっている人が少なくありません。

タンパク質をしっかり摂って筋肉量を増やすことは、血管を鍛えることにもなれば、転倒・骨折から要介護状態になることを防いだり、認知症やがんといった病気、尿漏れのような生活の質を左右する症状を予防・改善したり、さらには寿命そのものを延ばすことにもつながります。

肉は決して悪者ではなく、むしろちゃんと摂っていただきたいもの。ほんのちょっとだけ食べ方に気をつければ、血糖値を上げることも、血管が老けることもありません。血管にとっても大事なタンパク源なので、むしろ若返ります。

まず、味付けはシンプルに。

焼き鳥だったら、タレより塩。焼き肉やステーキも、塩・こしょうやハーブソルト、柚子胡椒、レモン汁などで、シンプルに味付けしましょう。

ハンバーグやつくねなどはつなぎに小麦粉や片栗粉などを使う分、糖質が増えますが、食べたい日もありますよね。デミグラスソースや甘辛いタレにするのではなく、大根おろしや玉ねぎおろしとポン酢など、さっぱりした味付けで、糖質・塩分を減らしましょう。大根おろしや玉ねぎおろしは、貴重な食物繊維（しかも水溶性食物繊維も多い！）をたっぷり摂れるよさもあります。

次に、調理法です。

魚の油はＥＰＡとＤＨＡが豊富なのでまるごと摂りたい一方、肉の脂は飽和脂肪酸で、摂りすぎると、血液中の中性脂肪や悪玉コレステロールを増やします。だから、**グリルで余分な脂を落としたり、フライパンで焼きながら出てきた脂をキッチンペーパーで拭き取ったりと、余分な脂はカットするとヘルシーです。**

ちなみに、揚げ物になると、糖質たっぷりの衣で包んだうえに、揚げ油の多くはオメガ6系脂肪酸。さらにどんな種類の油であれ、高温で揚げると酸化が進んで、「過酸化脂質」が発生し、体内でまわりの脂質を酸化させてしまいます。これも血管の老化のもとです。

それに、揚げ物に糖質たっぷりのソースやケチャップをかけたら……。もういうまでもありませんが、おすすめできません。

☑ 摂りたい肉、避けたい肉

最後に、肉とひと言でいっても、鶏肉、豚肉、牛肉、羊肉……鶏肉でもささみ、むね肉、もも肉などいろいろある中で、何がいいのでしょうか。

ささみは脂（飽和脂肪酸）が少なく、鶏むね肉は疲労回復に効くイミダペプチドが豊富、豚肉は糖質からのエネルギー産生や皮膚や粘膜の健康維持を助けるビタミンB1が豊富……と、それぞれによさがあります。

特定のものを毎日食べるよりも、いろいろなお肉を日替わりで食べたほうが栄養も偏りません。

強いていうなら、2章でも伝えたように、加工肉はほどほどに。**加工肉は、塩漬けや燻製といった製造の過程で発がん物質が発生します**。

２０１５年には、ＷＨＯが「加工肉を毎日50gずつ食べると、大腸がんの発症リスクが18％高くなる」と発表しました。その後も、加工肉とがんとの関係を裏づける報告が次々と出ています。

50gとは、ハムやベーコンで3、4枚、ソーセージで2、3本ほど。朝食に食べる程度の量です。忙しい朝に、調理が簡単な加工肉は便利ですが、毎日の定番メニューとなっている人は他のもので補いましょう。蒸し大豆、豆乳、納豆などの大豆製品も良質なタンパク源で、手軽なのでおすすめですよ。

牛肉、豚肉、羊肉といった赤身肉も、摂りすぎるとがんを増やすことが指摘されていますが、タンパク質、ビタミンB群、鉄、亜鉛といった栄養素も豊富です。メリットとデメリットを考えると、避けることはありません。ただ、摂りすぎないことを意識してください。近年注目されている、肉ではないのにそこそこおいしい大豆のハンバーグなども利用すれば、赤身肉の摂りすぎ防止に役立つでしょう。

偏りなく、いろいろな種類の肉、魚、豆類で、しっかりタンパク質を摂りましょう。

おいしく減塩するコツ

「塩分の摂りすぎはよくない」。このことはみなさん、十分にご存じだと思います。

食塩の主成分は塩化ナトリウムなので、塩分を摂ると、血中のナトリウムの濃度が上がります。私たちの体は、血中のナトリウム濃度を一定に保とうとするので、塩分を摂ってナトリウムの量が増えると、水分を増やして濃度を下げようとします。

つまり、血液の量が増えるのです。血液の量が増えれば、血液を送り出す心臓の負担も増えますし、血管にはたくさんの血液が流れ込んでくることになり血圧が上がります。

だから、**塩分の摂りすぎは、心臓にも血管にも直接的に負担をかける**のです。

私たち医師が「塩分を控えましょう」としきりにいうのはなぜか、わかっていただけたでしょうか。

ただ、食事は人生の楽しみのひとつ。健康的であるだけではなく、おいしさもあきらめたくありません。塩分を控えつつ、おいしく食べられる裏技をご紹介しましょう。

まず、サラダを食べるとき、ドレッシングをたっぷりかけていませんか？

コンビニなどで売られている小袋タイプのドレッシングは、1袋で1g前後の食塩が含まれています。日本高血圧学会が塩分摂取量の目標として掲げるのが「1日6g未満」です。もしも朝昼晩と3食、たっぷりドレッシングを使ったら、ドレッシングだけで1日の目標値の半分に達してしまいます。

そこでおすすめは、**おかずの肉料理をサラダにのせて食べる**こと。これなら、ドレッシングいらずです。

また、醤油は大さじ1杯で2・6gほど、ソース類は1〜1・5gほどと、塩分の多い調味料です。減塩タイプを使うか、直接かけるのではなく**小皿に入れて「つけて」食べる**ほうが使う量が減って減塩になります。

塩分の多い調味料の代わりに、にんにくやしょうが、大葉、長ネギ、みょうがなどの香味野菜や、レモンやすだちなどの柑橘類、ローリエやローズマリーなどのハーブやスパイスで味や風味のアクセントをつけるのもいいですよ。

私たちは、**塩分の7割を調味料からとっている**といわれます。調味料のバリエーションを増やして、楽しみながら減塩しましょう。

体の大敵「活性酸素」を抑える野菜のパワー

野菜は1日400gをめざしましょう。

いつも患者さんに伝えていることです。生野菜で両手いっぱい、火を通した状態で片手いっぱいが、1食分の目安。これを朝・昼・晩と守ったら、1日400gの目標をだいたい達成することができます。

野菜が大事ということに誰も異論はないでしょう。

ひとつには、野菜は水溶性食物繊維が豊富です。食事のときに野菜から食べる「ベジファースト」は、食後高血糖予防の基本中の基本です（もちろんソイファーストもOKです）。

また、それぞれの野菜が持つファイトケミカルも、あやかりたい成分のひとつです。植物は、紫外線や昆虫などから自身を守るために、色や香り、辛味、苦味などの成分をつくり、身にまとっています。それがファイトケミカルです。

このファイトケミカルには抗酸化作用があり、私たちが食べると、体の老化に関わる活性酸素を抑えてくれるのです。

活性酸素については、1章で出てきて以来ですね。

私たちが呼吸で取り入れた酸素の一部は、活性酸素という酸化力の非常に高い酸素になります。だから、誰しも活性酸素をゼロにすることはできません。それに、害ばかりが注目されがちですが、体内に入ってきた異物をやっつける免疫反応の武器として使われるなど、ある程度は必要です。

ただ、増えすぎると、体内の細胞をサビさせてダメージを与えてしまう。血管で動脈硬化が進む過程にも活性酸素が関わっていますし、がんの発生やシワなどの肌の老化にも活性酸素が関わっていると考えられています。

私たちの体にはもともと活性酸素を除去する酵素が備わっていますが、その働きは加齢とともに低下していってしまいます。

年を重ねると老化が進む……。当たり前のことですが、人生100年時代を元気で若々しく謳歌《おうか》しようと思ったら、減ってしまう酵素の働きを補ってくれる抗酸化力の高い野菜を意識的に摂って、ファイトケミカルの力を借りましょう。

☑おすすめはブロッコリーと玉ねぎ

「野菜はなにがいちばんいいですか?」

そう聞かれることは多いです。野菜によって含まれているファイトケミカルの種類は違うのでいろいろな野菜を摂っていただきたいのですが、ひとつだけ挙げるならブロッコリーです。

強力な抗酸化作用、抗炎症作用を持つファイトケミカルの「スルフォラファン」の他、ビタミンC、ビタミンE、ビタミンK、葉酸、カリウム、マグネシウムと栄養豊富で、野菜の王様と呼ばれるほど。

我が家の食卓には、ほぼ毎日、ブロッコリーが登場します。

それから、ブロッコリーの新芽、ブロッコリースプラウトも優秀です。新芽なので、成長に必要な栄養が凝縮されていて、スルフォラファンもブロッコリー以上に高濃度に含まれています。

　サラダやスープにパパッと追加できるところも手軽でいいですよね。

　もうひとつ、血管にいい野菜といえば、玉ねぎも欠かせません。

　玉ねぎの色素成分「ケルセチン」は、抗酸化作用の他、血圧を下げる作用もあります。血管の若返りにはとっておきの食材なのです。

　ただし、ケルセチンは水溶性なので、水にさらすと流れ出てしまいます。生で食べるときには辛味を抜くために水にさらしてから調理する人が多いかもしれませんが、〝若返りのもと〟まで流してしまうのはもったいない。ケルセチンを最大限にいただくには、**水にさらさずそのまま使うほうがおすすめです。**

　もっといえば、**玉ねぎの皮をむいた後、1週間ほど天日干しにすると、さらにパワーアップ。ケルセチンの量が4、5倍に増えるといわれています。1週間日に干した後は、冷蔵庫で保管していただいてかまいません。**ちょっと面倒に思うかもしれませんが、ケルセチンの恩恵を最大限にいただく裏技、ぜひ試してみてください。

夜の会食があるなら、朝食、昼食を工夫する

「ここのところ、宴会続きで……」

「どうしても付き合いで……」

暴飲暴食になりがちな食生活を、そんなふうに言い訳していませんか？

私も、会食や飲み会、仕事上の付き合いなどで、自分では食事の内容をコントロールできないときもあります。

でも、朝・昼・晩と、会食が続くわけではありませんよね？

そして、その日に外食の予定があることは、前もってわかっているはずです。

「今日の夜は宴会があるな」と思ったら、朝食、昼食で調整する。１回の食事のバランスも大切ですが、難しいときには１日で帳尻を合わせればいいのです。

私は、朝は大抵、無糖コーヒーと手づくりの野菜ジュース、蒸し大豆や蒸し黒豆、大豆フレークをトッピングしたヨーグルトというメニューにしています。

手づくりジュースは、にんじん1本半とリンゴ・レモン各半個を石臼式スロージューサーで搾り、最後にアマニ油ないしはオリーブオイルをティースプーン1杯たらすのが定番です。

このメニューだと、昼食・夕食で多少栄養が偏っても、不足しやすい食物繊維やビタミン、ミネラル、ファイトケミカル、タンパク質を確保できます。

「ごはんやパンといった炭水化物を食べないとお腹が空くのでは？」と思う方もいるかもしれませんが、むしろ逆です。糖質を控えめにすると、食後に血糖値が急上昇しないので、その後の空腹感を招きにくい。

空腹は、血糖値が急激に上がった後、急降下したときに感じやすいのです。

「最近、飲み会が続いていて」なんて言いつつ、ランチにもがっつりラーメンと餃子を食べている方。知らなかったフリをするのはやめましょう。朝食・昼食に気をつければ、1日のバランスはちゃんと取れますよ。

血管にいい食事が摂れる、コンビニ活用術

よく「意外ですね」と言われるのですが、私は、午前と午後の外来診療の間に摂る昼食はコンビニを活用することが多いです。

コンビニ食も選び方次第。血管にやさしい献立をちゃんと確保できます。

まず、お弁当は基本的に選びません。

糖質は控えめに、野菜や肉、魚介類、卵、豆腐などのおかずを数点選びます。

そして、ほんのちょっとアレンジを加える。

アレンジで、私がよく使っているのが「**蒸し大豆**」と「**もち麦**」です。

蒸し大豆については、ソイファーストの話にちなんで紹介しました。

もうひとつの**もち麦は、大麦の一種で、なんと白米の25倍、玄米の4倍もの食物繊維が含まれています。しかも、水溶性食物繊維のほうが多い。**水溶性食物繊維が、血管、そし

て体にとって、いかにいい働きをしてくれるかは、すでにご紹介した通りです。

さらに、カルシウムやマグネシウム、カリウム、鉄分、亜鉛、ビタミンB_1、ビタミンEといったミネラル、ビタミンも豊富なうえ、タンパク質も白米の2倍ほどあります。ちなみに、カリウムは、体内の余分なナトリム（塩分）を体外に排出してくれる働きがあるので、高血圧予防やむくみ防止に大切なミネラルです。

もち麦にはこれだけ多彩な栄養素が含まれていて、糖質やカロリーは白米の半分ほど。そして大事なことですが、おいしい。もちもちプチプチとした食感で、玄米はちょっとパサパサして苦手という人にもおすすめです。

炭水化物でありながら安心しておいしく食べられる、100年血管ごはんの王様のような食材です。

このもち麦と蒸し大豆をトッピングに使いつつ、選び方にちょっと気をつければ、コンビニ食でも十分に血管にやさしいごはんになります。

では、具体的なメニューをご紹介しましょう。いずれも、ある日の私のランチです。

おすすめメニュー①

チンジャオロース＋アボカド＋蒸し大豆＋もち麦、トマトジュース

最近コンビニのごはんが進化していますよね。おかず系も増えていて、結構おいしい。先日、某コンビニに売っている冷凍食品のチンジャオロースとアボカドサラダを買ってきて、ちょっとアレンジを加えて食べたらとてもおいしかったので、紹介します。

チンジャオロースを電子レンジで温めて、アボカドサラダ、蒸し大豆（パック半量ほど）、もち麦（適量）と一緒にバーッと混ぜる。ただそれだけです。もち麦は、パックから出してそのまま食べられる蒸しもち麦を使うとお手軽です。

アボカドサラダがなければ、他のコンビニサラダでもＯＫ。素のアボカドをサイコロ状に切って混ぜてもおいしいです。

チンジャオロースだけだと１００g程度なのでちょっと物足りなく感じるかもしれませんが、アボカド、蒸し大豆、もち麦を加えることで、**水溶性食物繊維**、**タンパク質**も摂れて、なおかつ、ボリュームも増します。

アボカドの緑、大豆のベージュが加わって、見た目の満足度も上がります。

これだけでも満足度は高いのですが、一緒にトマトジュースを。

トマトジュースをよく飲む人は少ないのですが、もっと飲む習慣があってもいいのに、と思っています。

トマトといえば、**ファイトケミカルの「リコピン」**が有名。リコピンの抗酸化作用もトマトのいいところですが、それだけではなく、**リラックス効果が知られている「GABA」**も豊富です。

GABAには、交感神経を抑えて血圧を低下させる、脳への血液循環をよくして脳を活性化するといった働きがあります。リラックスして頭はスッキリするので、仕事前、仕事の合間にもぴったりですね。

減塩タイプのトマトジュースを選べば塩分も気になりませんし、電子レンジで温めて、少しオリーブオイルを垂らして、スープ感覚で飲む「ホットトマトジュース」もおすすめ。温めると酸味がやわらぎ、ほっとする味になります。

チンジャオロース&アボカド蒸し大豆ごはんと、トマトジュースの組み合わせは、栄養バランスもよく、かなり満足度の高い昼食です。

おすすめメニュー②

焼き鳥&オニオンサラダ

サラダの上に、お肉系の惣菜をトッピングする。

これ、私がよくやっている食べ方です。

焼き鳥でなくても、**豚肉の生姜焼き**でも、**鶏の炭火焼き**でも、**砂肝炒め**でも構いません。大事なのは、タンパク質をしっかり摂れること。

サラダは、ポテトサラダやマカロニサラダ、かぼちゃサラダ、コーンサラダのように、ほぼ炭水化物のサラダもどき以外で、野菜が摂れればなんでもOKです。**海藻サラダ**も、水溶性食物繊維が豊富でいいですね。

ポイントは、サラダの上に惣菜を乗せて食べることで、ドレッシングを省けること。ドレッシングは塩分だけではなく、糖分や脂質も結構多いので、たっぷり使うと、せっかくの健康的なサラダも、もったいないサラダになってしまうのです。

普通に野菜サラダを食べるときにも、ドレッシングは半分ほど残すようにしています。

そして、ちょっと**物足りないときには、チーズをちぎってプラスする。**ゴーダチーズやブルーチーズなどに含まれる「LTP（ラクトトリペプチド）」という成分には、血圧を下げたり、血管の機能を改善して血管をしなやかにしたりする効果があります。

さて、オニオンサラダに焼き鳥をオンして食べる場合には、焼き鳥にしっかり味がついているので、味が物足りないということはありません。

野菜とタンパク質を摂ることを考えると蒸し鶏やツナ、ゆで卵などが最初から乗っているサラダを選んでもいいのですが、あえておかずを別に選ぶことでボリュームが増して、満足感が高まります。

夜に会食などが入っていて、夕食がちょっとヘビーになりそうなときには、このくらいのランチで済ませています。

おすすめメニュー③

スープカレー＋もち麦＆蒸し大豆、ヨーグルト＆キウイ

無性にカレーを食べたくなること、ありませんか？

私もカレーは大好物なので、「今日はカレーだ！」という日があります。

でも、普通のカレーライスは、ライスだけではなく、小麦粉たっぷりのルーも糖質が多いので、食べるとてきめんに血糖値が上がります。ライスとルーでじつはダブル糖質メニューなのです。

以前に気になって自分で血糖値を測定してみたところ、**食後に１６０mg／dℓまで上がっていて、愕然《がくぜん》としました。**

それ以来、カレーを食べたくなったら、小麦粉が少なめのスープカレーを選ぶようにしています。

そして、大切なのがライスの工夫。**白米ではなく、もち麦と蒸し大豆**にするのです。これなら、食後の血糖値の急上昇をやわらげてくれます。

スープカレーも、レトルトパウチに入ったチルド食品がコンビニやスーパーで売られて

います。もしも、ちょっと具材が物足りないと感じたら、これまたコンビニ・スーパーで売っている冷凍の**カット野菜（肉入りタイプもあります）**を加えましょう。見た目、ボリューム、栄養面ともにランクアップします。

ちょっと辛いカレーを食べた後に食べたくなるものといえば、ラッシー、つまりはヨーグルトですよね。

ヨーグルトは無糖タイプを選びましょう。そして、酸味が気になったら、低糖質のフルーツをトッピングする。おすすめはキウイフルーツです。

キウイは、ナトリウムを排出してくれるカリウム、抗酸化作用のあるビタミンC、血管ケアに欠かせない水溶性食物繊維が豊富。血管にやさしいフルーツです。

低糖質のフルーツを習慣的に食べている人は、脳卒中や心筋梗塞などの血管病のリスクが低いことが知られています。キウイのほか、イチゴ、グレープフルーツ、リンゴなども糖質の少ないフルーツです。ヨーグルトに甘みを足したいときには、こうした低糖質フルーツで甘みを補いましょう。

その他、蒸し黒豆や大豆フレークをトッピングしてもＯＫです。

おすすめメニュー④

チャーハン＋もち麦&蒸し大豆、もやしレモンを添えて

お腹が空いたときに、手っ取り早くおいしく食べられる便利な食品のひとつが、冷凍チャーハン。冷凍庫にいつも1、2個ストックしている家庭は多いのではないでしょうか。

でも、**冷凍チャーハンも、そのまま食べたら確実に血糖値が上がります。**

では、どうするか？

こういうときこそ、**もち麦**と**蒸し大豆**の出番です。

冷凍チャーハンの量を半分に減らし、その分、もち麦と蒸し大豆を加える。水溶性食物繊維たっぷりのもち麦、大豆サポニン効果の蒸し大豆を一緒に食べることで血糖値の急上昇を抑えられます。

また、市販のチャーハンは、濃い味付けのものが多いので、半分をもち麦と蒸し大豆に変えるとほどよい濃さに。もち麦のもちもちプチプチ、蒸し大豆のほくほくした食感が加わって、食べ応えも増します。

付け合わせは、家計の味方のもやしを使った「**もやしレモン**」を。

もやしの中でも、大豆を発芽させた「**大豆もやし**」を使います。

大豆もやしは、もやしというよりも大豆なので、食物繊維やタンパク質、ミネラル、イソフラボンなど栄養価が高いことが特徴です。リラックス効果のあるGABAまで豊富に含まれています。

もやしレモンは市販の商品もありますが、家でも簡単につくれるので、つくり置きして常備しておくのもいいでしょう。梅干しや漬物の代わりにいただくと、減塩になりますよ。

つくり方は、簡単です。

まず、大豆もやし1袋を沸騰したお湯で12分ほど茹でます（時間のないときはレンチンでもOK）。茹でた大豆もやしを取り出して水気を切ったら、大さじ1杯のゴマ油と適量の白ゴマで和えて、最後にレモン汁をかければ完成です。

ちなみに、大豆もやしを茹でたお湯には食物繊維やミネラルが溶け出しているので、捨てずに、塩とレモン汁で味を調えて、スープとしていただきましょう。

市販のものを使うときには、ラー油を絡めるとよりおいしくなりますよ。

晩酌はつまみ選びがポイント

お酒は、飲む量が増えれば病気も増えるものの、適量を守ればむしろ体にいい、といわれてきました。

というのは、脳梗塞や心筋梗塞、糖尿病、あるいは総死亡率などと飲酒の関係について飲まない人と少し飲む人を比べると、少し飲む人のほうが、リスクが低いという結果が出ていたのです（飲酒量が増えると、リスクも増えます）。

ところが、最近の研究結果からは、少量なら体にいいとはいえなくなってきています。「飲まない」と答えた人の中にはなんらかの健康問題のために禁酒させられた人が多くいて、表面上、飲まない人の結果が悪く出てしまっていただけで、本来は飲まないほうがいい——という研究結果が出てきたのです。

こうした報告を受けて、適量のお酒は本当にいいのか、議論を呼んでいます。

お酒の是非については、もう少しいろいろな研究結果が出るのを待たなければいけませんが、現時点でひとついえるのは、アルコールそのものは血糖値を上げません。お酒に含まれる糖質と、お酒と一緒につまむ食べ物に気をつければ、お酒と血糖値にあまり関連性はないのです。

私はというと、仕事で疲れた日の夕食は晩酌とともにスタートします。最近多いのは、ウイスキーです。ウイスキー、ブランデー、焼酎といった蒸留酒は、糖質ゼロ。これらを飲む分には、血糖値の上昇は心配ありません。

ただし、一緒に食べるつまみも重要です。

枝豆や冷ややっこなどで、ソイファーストを実践するのもいいのですが、最近の私のおすすめは、キノコ。

キノコには、食物繊維の一種である「**βグルカン**」という成分が豊富に含まれています。このβグルカンは、免疫力を上げる、血糖値の上昇を抑える、過剰な糖の吸収を抑えるといったうれしい働きがあるのです。

ちなみに、βグルカンは、もち麦（大麦）にも豊富に含まれています。

☑ 晩酌におすすめのキノコ料理

さて、キノコの話に戻りましょう。キノコの中でもとくにβグルカンが多く含まれているのが、まいたけです。

ですから、晩酌のお供にはまいたけ料理を……といいたいところですが、じつは池谷家では、まいたけはあまり食卓に登場しません。栄養面では自信をもっておすすめできるので、まいたけがお好きな人はぜひ晩酌のお供にしてください。

ただ、ちょっとクセが強い。脇役にしてはアクが強いのです。

まいたけに比べると、少しβグルカンの働きは劣りますが、池谷家での定番キノコは、**エリンギ**、**エノキタケ**、**しめじ**。とくにエリンギは、焼いてよし、煮てよし、蒸してよし、味噌汁の具材にもよし……と、なんにでも合いますよね。

最近の晩酌時のお気に入りは、「**エリンギとホタテのバター醤油焼き**」です。

エリンギは細かく切ると、食感も味もホタテに似ているのです。なんちゃってホタテを

一緒に炒めることで、ホタテの量は少なくても満足感バツグンに。ホタテのかさ増しには
エリンギがおすすめです。
ホタテがなければ、エリンギ（あるいは、ほかのキノコ）だけでも。バター醤油ソテー
にしたら、ホタテがなくても十分おいしいですよね。
キノコ料理をつまみに、一杯晩酌しながら食事に入っていくと、キノコの食物繊維でお
腹がそこそこ満たされるので、夕食は主食少なめで済みます。

ところで、「バターソテーっていいの？」と、思いませんでしたか？
いいのです。お酒を飲む前に油を摂ることで、酔いにくくなります。アルコールのほと
んどは小腸で吸収されるので、胃に停滞する時間を長くして、小腸へ運ばれないようにす
ると、悪酔い防止に役立ちます。油は、胃での吸収に時間がかかるうえ、胃の出口を閉め
る働きがあるので、**お酒を飲む前に油を使った料理を食べておくと、血中アルコール濃度
の急上昇を防げる**というわけです。
お酒を飲む人は、キノコのバター醤油焼きをつくり置きしてはどうでしょう？　ただし、
くれぐれもお酒は適量に。

「100年血管」づくりに役立つ飲み物

「フレンチ・パラドックス」という言葉、耳にしたことはありますか？

フランス料理といえば、おいしいけれど、こってりという印象ですよね。

もう20年以上も前ですが、フランス人はバターや生クリーム、チーズなどの動物性脂肪をたくさん摂っているのに、なぜか、それらが原因のひとつといわれる心血管系の病気になりにくいという研究結果が報告されました。

アメリカ人と同じように高脂肪食を食べているのに、心血管系の病気にかかる人の割合はアメリカ人の半分近くと少なかったのです。

このフレンチ・パラドックス（フランスの逆説）の答えとして注目を浴びたのが、赤ワインでした。

赤ワインに含まれる**ポリフェノール**（ファイトケミカルのひとつです）には、活性酸素を除去する抗酸化作用があるので、悪玉コレステロールが活性酸素によって酸化されて動脈硬化が進むのを防いでくれているのではないか、と考えられたのです。

フレンチ・パラドックスという言葉を初めて知った人も、「赤ワインは健康にいいらしい」という話は聞いたことがあるでしょう。

ただ、その後、赤ワインが死亡率を下げる、心臓病にかかるリスクを下げることについては否定する研究結果も出ています。なんともスッキリしない話で恐縮ですが、前項目でも書いた通り、お酒については、まだはっきりしないことも多いのです。

でも、ポリフェノールが抗酸化作用を持つことは真実。

そして、ポリフェノールを含む飲み物は、赤ワインだけではありません。

☑ 飲めば飲むほど、長生きする？

緑茶も、ポリフェノールの一種である「カテキン」が豊富で、いろいろな健康効果が知られています。

カテキンの働きとして知られているのが、抗酸化作用や抗ウイルス作用、糖やコレステロールの吸収を抑える作用など。継続的にカテキンを摂ることで、肥満気味の人の内臓脂肪を減らす働きがあることも注目されています。

少し前に、緑茶を飲む量が増えるほど死亡リスクが低くなるという研究結果を国立がん研究センターが発表し、話題になりました。

この研究では、1日1杯未満の人、1日1〜2杯の人、1日3〜4杯の人、1日5杯以上の人と、4つのグループに分けて、全死亡とがん、心疾患、脳血管疾患、呼吸器疾患などとの関連を調べたのですが、緑茶を飲む量が増えるほど、死亡リスクは低下する傾向が見られたのです。

とくに心疾患や脳血管疾患、呼吸器疾患による死亡リスクは、お茶をよく飲む人ほど低くなっていました。

また、ポリフェノールといえば、最近、コーヒーも株を上げています。

緑茶に比べてコーヒーはなんとなく「ワルモノ」のイメージがありますが、**1日3、4杯コーヒーを飲む人は、ほとんど飲まない人に比べて、心疾患や脳血管疾患、呼吸器疾患**

による死亡リスクが半分程度と低かったのです。これも、国立がん研究センターの発表です。

緑茶との違いは、飲む量が増えれば増えるほどリスクが下がるわけではなく、1日5杯以上飲む人よりも、1日3～4杯の人のほうが死亡リスクは低かったこと。コーヒーの場合は、1日3～4杯がベストなようです。

コーヒーに含まれるポリフェノールの代表は、**クロロゲン酸**。クロロゲン酸にも強力な抗酸化作用があり、血管を守る働きをしてくれます。


もうひとつ、おすすめしたいドリンクがトマトジュース。

繰り返しになりますが、トマトには抗酸化作用のあるリコピンだけではなく、リラックス効果の高いGABAも豊富です。長期的に飲むことで血圧を下げる効果があることが知られています。

緑茶、コーヒーだけではなく、トマトジュースもレパートリーにどうぞ。

トマトは、アルコールの分解速度を速めるともいわれているので、二日酔い対策に、〆でホットトマトジュースを飲むのもいいですね。

最新研究でわかった、コーヒーの脂肪燃焼効果

コーヒーといえば、カフェイン、クロロゲン酸に次ぐ第3の成分が最近話題です。それは、「**トリゴネリン**」。

植物に含まれる成分で、とくに焙煎する前のコーヒー豆に多く含まれています。なぜトリゴネリンが注目されているのかというと、脂肪細胞を、脂肪をため込む細胞から、脂肪を分解して燃やす細胞へと変えるスイッチとして働くことがわかってきたのです。

脂肪細胞には、「**白色脂肪細胞**」と「**褐色**《かっしょく》**脂肪細胞**」の2種類があります。白色脂肪細胞は、脂肪をため込むだけの細胞。一般的にイメージされる、脂肪細胞のことです。

一方、褐色脂肪細胞は、じつは筋肉系の細胞で、脂肪細胞でありながら、脂肪を取り込んで熱に変えます。脂肪を燃焼させる細胞なのです。

褐色細胞は、赤ちゃんのときにはたくさんあるのですが、年を重ねるとともに減っていきます。40歳を過ぎると激減して、60歳になるとほとんどなくなるといわれています。だ

から、加齢とともにだんだん〝燃えない体〟になっていくのですね。

ただし、個人差は大きい。

私は食べるとてきめんに太るタイプですが、妻は食べても太らない体質です。そして、同じ空間にいても、妻は「暑い」と言うことが多く、背中に触れると温かい。褐色脂肪細胞は、鎖骨や肩甲骨のまわりにあるので、妻はきっと褐色脂肪細胞が多いのです。

以前から妻のことをうらやましく思っていましたが、食べても太りにくい、うらやましい体質の大きな一因が褐色脂肪細胞にあるのではないか、と最近では考えられています。


そして、ここからが肝心です。

多くの人は60歳になると褐色脂肪細胞はほとんどなくなってしまうのですが、ある刺激で、普通の白色脂肪細胞が褐色脂肪細胞のように、脂肪を分解して燃やす働きをし始めることがわかってきたのです。こうした変身を「ベージュ化」といい、ベージュ化した白色脂肪細胞を「**ベージュ脂肪細胞**」といいます。

中性脂肪をため込む白色脂肪細胞から、脂肪を燃焼するベージュ脂肪細胞へ――。

ベージュ化を促すスイッチとなる刺激はいくつか判明していて、そのひとつが**コーヒー**

のトリゴネリンなのです。

ただし、どんなコーヒーでもいいわけではありません。コーヒーのトリゴネリンは、焙煎すると減っていくので、一般のコーヒーにはほとんど含まれていません。そのため、トリゴネリンがちゃんと残るように浅く焙煎しつつ、おいしさも損なわれないような、うまいバランスが求められるのです。私は「UCC&Healthy スペシャルブレンド」が好きですが、いくつかのメーカーが独自の製法でトリゴネリン入りのコーヒーを販売しています。せっかくコーヒーを飲むなら、白色脂肪細胞のベージュ化も狙いたいですね。

☑ 脂肪が燃える体に変わるスイッチの入れ方

そのほか、**ベージュ化を促すスイッチとしてわかっているのは、食べ物では唐辛子の辛み成分のカプサイシン、ミントに含まれるメントール、緑茶のカテキン、EPA、DHAなど。**

生活習慣では、**寒冷刺激や運動も、白色脂肪細胞のベージュ化を促す刺激となります。**ただし、寒さを感じると血管が縮み上がり、血圧が上がるので、寒冷刺激はほどほどに。

第3の脂肪細胞「ベージュ脂肪細胞」とは

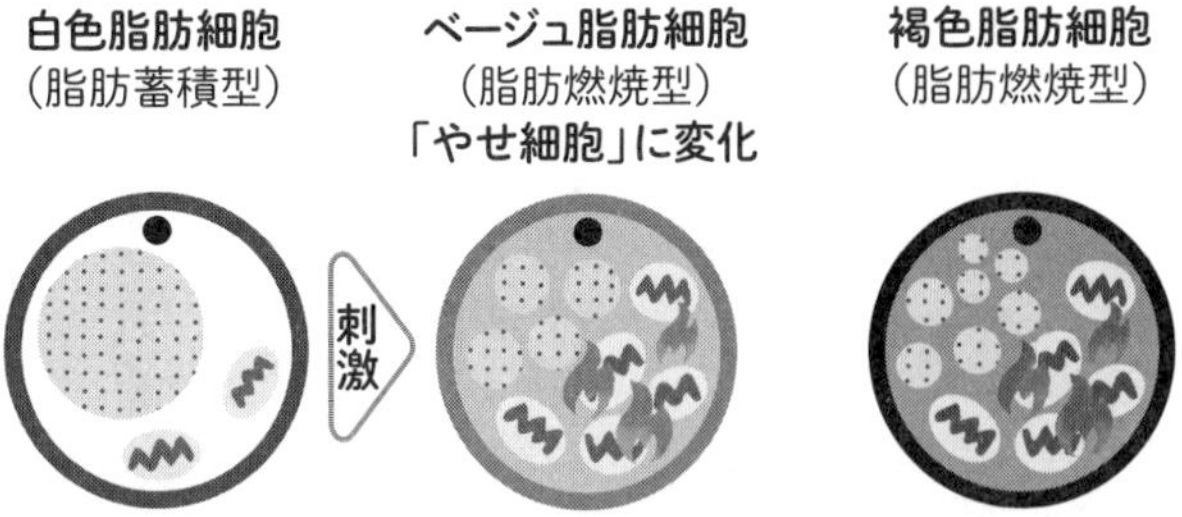

脂肪細胞には、脂肪蓄積型の「白色脂肪細胞」、脂肪燃焼型の「褐色脂肪細胞」の2種類がある。白色脂肪細胞にある種の刺激（食べ物の成分や運動など）を与えると、「ベージュ脂肪細胞」という脂肪燃焼型に変化する。

ぜひ取り入れてほしいのは、やっぱり運動です。

内臓まわりの脂肪細胞に中性脂肪がたまると、炎症物質が出て全身の炎症を進めたり、血栓ができやすくなったり、血圧が上がりやすくなったり、インスリンの働きを抑える物質が増えて血糖値が上がりやすくなったり、がん化を促す物質が分泌されたり――と、とにかくいいことはありません。

内臓脂肪を減らすことは、血管と全身を守ること。

もちろん食べすぎないこと、体を動かすことも大事ですが、白色脂肪細胞をベージュ脂肪細胞に変えることができれば、じっとしていても脂肪が燃える体になります。ベージュ化のスイッチをうまく取り入れましょう。

血管を気遣いながら、間食を摂るヒント

先ほど、緑茶のカテキン、コーヒーのクロロゲン酸など、ポリフェノールの話が出てきましたが、ポリフェノールといえばチョコレートも有名です。

チョコレートの原材料のカカオ豆に含まれるポリフェノール・カカオポリフェノールには、血管の炎症を抑える、血管をしなやかに開くといった効果があります。

でも、チョコレートの場合、砂糖も多いですよね。いくら健康にいい成分が入っていても、食べすぎたらダメ。実際、「チョコレートにはポリフェノールが入っているから」と言い訳をしながら、食べすぎて糖尿病を悪化させた人もいました。

こうした「よかれと思って」パターンは、いろいろあります。「夏は脱水になりやすいから水分補給が大事」とスポーツドリンクを飲みすぎて糖尿病になった人、「スイカは利尿作用があるから」と食べすぎて、これまた糖尿病になった人……など。

スポーツドリンクをはじめとした清涼飲料水は、飲みやすいように糖分をたっぷり加え

ているものが多いので、選ぶときには成分表のチェックが必須です。果物も、ビタミンやポリフェノールなどのいい面もある一方、多くの果物にはブドウ糖と果糖が半分ずつ含まれているので、やっぱり食べすぎると悪い影響のほうが出てきます。

どんなにいい成分が入っていても、甘いもの、糖質の多いものには注意が必要。食べすぎはNGです。

私は、甘いものは、午後の外来診療が始まる前の午後2時すぎに、ブラックコーヒーと一緒に少量を食べています。理想をいえば、甘いものは遠ざけたほうがいいのですが、もともと甘党なのです。

具体的には、チョコレートであれば、2かけらほど（6g程度）。

今日はシュガーレスのラスクを2枚ほどブラックコーヒーと一緒につまみました。少量であれば、種類は問いません。

では、「なんだか小腹が空いちゃった」ときの間食はどうするか。

どうしても甘いものが食べたいのであれば、シャトレーゼの冷凍保存された糖質カットのケーキがおすすめです。また、レアチーズケーキやガトーショコラ、プリンなどは他のケーキと比べると糖質量が少なめです。ただし、基本的には糖質の少ない、甘くない間食でお腹を満たすことを選んでください。

・蒸し大豆＆ヨーグルト
・キウイ（低糖質のフルーツ）＆ヨーグルト
・もち麦スープ（インスタントスープにもち麦をプラス、または市販のもち麦スープ）
・蒸し大豆入りスープ（インスタントスープに蒸し大豆をプラス）

などがおすすめです。

これなら、血糖値の上昇も心配なく、満足感もバッチリです。

4章

「100年血管」をつくる毎日の習慣

「イライラ」は寿命を縮める⁉

最近、イライラしたことはありましたか?

「仕事で……」「家族が……」などと最近の出来事を思い出してまたイライラしてきた方、ちょっと深呼吸して落ち着きましょう。

イライラは、タバコを3本吸っているのと同じくらい、体にストレスをかけます。

ストレスを感じると、体内では自律神経のうちの交感神経が高ぶり、戦闘態勢になるので、血圧、血糖値、心拍数が上がります。血圧、血糖値が上がれば、血管の内皮細胞が傷つきます。

また、心拍数が上がるということは、心臓の仕事を増やすということ。

そして、交感神経が高ぶると血管はキュッと収縮して硬くなります。すると、全身の血管の血圧が上がるだけではなく、心臓に直に負担をかける悪玉血圧も上がります(「はじめに」で紹介した中心血圧のほうの話です）。

だから、イライラやストレスの多い生活は、血管にも心臓にも直接的に負荷をかけるのです。１００年健康な血管を保ちたいと思ったら、イライラ、ストレスは上手にかわしましょう。


私も、イライラしないように心がけています。

イラッとする出来事が起こったら、ちょっと立ち止まってこう考えてみてください。

「**怒っている相手のために、自分の血管と心臓を捧げられるか**」と。

イライラもストレスも、いちばん多いのが人間関係ですよね。でも、相手に対してイライラしたり、ストレスをため込んだりすることは、自分の血管と心臓の健康を削っていることに等しいのです。タバコ３本分のダメージを受けるのですから。

その人は、あなたの大事な心臓と血管を捧げるほどの相手ですか？

おそらく、答えは「いいえ」ですよね。

「この人のために自分の血管と心臓を犠牲にするなんてバカらしい」と思うと、イライラがスッと引いていきますよ。

ストレスのバロメーターは「心拍数」

ストレスが続くと、交感神経ばかりが高ぶって、血管にも心臓にも余計な負担をかけます。だから、ストレスはほどほどに――。

でも、ストレスがまったくないという人はいないと思います。それに、適度なストレスならいいのです。問題は過度なストレスです。

では、自分の抱えているストレスが適度なのか、過度なのかを見分けるには？

自分でわかる簡単な目安が、**安静時の心拍数**です。

何もせずにじっとしている状態なのに心拍数が多ければ、普段から交感神経が高ぶっているということ。つまり、ストレスで自律神経のバランスが乱れていると考えられます。

安静時心拍数は、成人で1分間に60～70回程度が一般的です。

個人差はありますが、**70を超えているときにはストレス過多になっている可能性があり**

ます。ちょっとご自身の生活を振り返って、ストレスの原因を探りましょう。

心拍数は家庭用の血圧計でも測れますし、最近では心拍数を計測できるスマートウォッチを愛用している方も増えていますよね。

そうしたツールがなくても、心拍数は脈拍数とほぼ等しいので、手首の脈を測ることでも知ることができます。

手首の親指側でドクドクと脈が触れる部分に、人差し指、中指、薬指を3本並べてください。そして、1分間で何回ドクドクと脈打つかをカウントする。あるいは、30秒間数えて2倍にする方法でもOKです。

じつは、心拍数が高い人ほど脳卒中や心臓病の発生率、死亡率が高いという研究結果が出ています。

まずはご自身の安静時心拍数を把握しましょう。そして、ストレス過多の人は、頑張りすぎているということ。意識して、リラックスする時間をつくりましょう。

睡眠時間が短いと、血管の老化が進む

ストレスだけではなく、寝不足も交感神経を高ぶらせます。

睡眠中は副交感神経が優位になり、血圧も心拍数も下がります。ところが、睡眠不足が続くと、交感神経のほうが優位な状態になってしまうのです。

だから、睡眠時間を削る毎日が続いていると、血管がギュッと収縮して硬くなり、血圧を上げるとともに、悪玉血圧も生み、血管にも心臓にも負担をかけてしまいます。


睡眠時間は、人にもよりますが、7、8時間が理想です。

でも、私はあまり神経質にならないほうがいい、と思っています。

たしかに7、8時間の睡眠をとれるなら理想的ですが、そう理想通りにはいきません。

患者さんのお話を聞いていても、みなさん何かとお忙しいもの。1日24時間のうち8時間も睡眠にあてたら生活がまわらない……という人は多いでしょう。

だから、現実的な落としどころを見つけることが大切です。そのときに、ひとつの判断材料になるのは、**「日中に十分なパフォーマンスを保てているか」**。

眠りに関する悩みを抱えている人は多いですが、**寝つくのに時間がかかろうと、明け方に目が覚めてしまおうと、たとえば日中に15分程度の昼寝をすることでパフォーマンスを保てるなら、その生活でほぼ問題はないでしょう。**

日本人は睡眠時間が短いといわれますが、それで超長寿国なのですから、じつは十分なのではないでしょうか。

では、疲労感が取れない、日中に眠くなるなど、支障が出ているとしたら?

そのときにはやっぱり睡眠が足りていないということですから、ここでもまた自分に問いかけてみてください。

「大事な血管と心臓を犠牲にしてまで、睡眠時間を削ってやらないといけないことなのか」と。

睡眠時間が5時間未満になると血圧が上がり、4時間未満になると心筋梗塞や脳卒中といった血管事故が増えることがわかっています。

血管のことを考えると、少なくとも5時間は睡眠時間を確保したいもの。私も、睡眠時間が短い時期もありましたが、最近はどんなに忙しくても5時間以上寝るようにしています。

どうしても翌朝までに終わらせなければいけない仕事があるなど、5時間の睡眠を確保できそうにないときには、終わらせてから寝るのではなく、その仕事にかかる時間を逆算して早起きするようにしています。

以前であれば、終わらせてから寝る派だったので、深夜の3時、4時まで仕事をすることもありました。でも、そこから寝ようとすると、仕事で交感神経が高まっていてすぐには眠れませんし、眠りが浅くなりがちです。

だから、今は、眠気に任せて1時を過ぎたらもう寝てしまうようにしています。そして、5時くらいにパッと起きて、仕事を片づけるのです。そういう日には、昼間に30分以内の仮眠も取っています。

睡眠薬が要介護の原因になることもある

睡眠時間は7、8時間が理想的といわれれば、「7、8時間寝なければいけない」と思い込んでしまう人は多いかもしれませんが、だいたい5時間以上寝ていて、日中のパフォーマンスに問題がなければ、合格と考えましょう。

それに、適切な睡眠時間には個人差があり、年齢を重ねるにつれて睡眠時間は短くなるもの。「若い頃よりも眠れなくなった」というのは、ごく自然なことです。

少し前に「睡眠負債」という言葉が注目され、2017年の新語・流行語大賞のトップテンにも選ばれました。

睡眠負債は、日々のわずかな睡眠不足が借金のように少しずつ積み重なり、心身に悪影響を及ぼし、自分でも気づかないうちに日々の生活の質を下げている——というもの。

睡眠負債という観点からは、1日6時間程度眠っていても足りないといわれます。

日本人はまじめな方が多いので、「6時間睡眠では睡眠負債がたまる」といわれれば、「もっと寝なければ」「早く寝なければ」とつい思ってしまいますが、そのプレッシャーがかえって寝つきを悪くすることもあります。

「眠れない」と訴える人に限って、睡眠に神経質になりすぎていることも多いのです。

ましてや、「7、8時間寝なければいけない」という考えにとらわれて睡眠薬に頼るのは、とても残念な行動です。

睡眠薬は、転倒・(ベッドからの)転落の原因となります。

とくに代謝機能が低下している高齢者の場合、薬の血中濃度が高く、作用時間が長くなりやすいので、朝方まで薬の効果が残ってしまい、ベッドから起きて立ち上がろうとしたらふらついて転んだ……という事故が起こりやすい。

高齢者の場合は、寝つけないときに使われるような超短時間型の睡眠薬(2〜4時間で薬の血中濃度が半分になるようなもの)でも、作用時間が一般の人の5倍にもなる、との報告もあります。転倒・転落で骨折すれば、要支援や要介護の原因になり、ピンネンコロリの人生につながりかねません。

「寝つきが悪い」「途中で目が覚める」「早朝に起きてしまう」といった理由で睡眠薬に頼り、転んで要介護状態になってしまったら、とっても残念だと思いませんか?

睡眠は人それぞれ、理想と現実には多少のギャップがあるものだと開き直って、あまり神経質にならずに、「昼間に支障がないから、まあいいや」と、もっと気楽にとらえていただければと思います。

夜中に目が覚めてトイレに行くたくなる——という方にひとつアドバイスをするなら、寝る前にむやみに水分を摂らないこと。

脱水を防ぐために「就寝前のコップ1杯の水」を習慣にしている方がいます。夏はいいのですが、冬は夏とは違ってそんなに汗をかきません。そうすると、寝る前の1杯によって夜中にトイレに起きることが多くなってしまうのです。

寝ている間は1日の中でいちばん血圧が下がっている時間帯。そこで起き上がって冬の寒いトイレに行くと、血圧が上がってしまいます。

尿意は自然現象なので仕方のない面もありますが、水分の摂り方を見直しましょう。とくに、お酒は利尿作用があるうえ、睡眠の質も下げてしまうので、「寝るためのお酒=寝酒」はおすすめできません。

　ちなみに近年では、認知機能に対する影響が少なく、依存性も極めて生じにくい睡眠薬もあり、保険適用となっています。睡眠不足が深刻な人は、主治医に相談してみてください。

血管にいい入浴のコツ

入浴は、1日の疲れを癒やすリラックスタイムですから、本来は副交感神経が優位になる時間です。日中に活動する中で高ぶっていた交感神経を鎮め、交感神経から副交感神経へとスイッチする、とてもいい習慣です。

その一方で、入浴は血管事故が起こりやすいシーンでもあります。入り方によっては、交感神経のほうを刺激してしまうのです。

実際、入浴中に亡くなる高齢者は、交通事故死の倍以上です。

つい先日も、まだ50代とお若いですが、女優・歌手の中山美穂さんが入浴中の不慮の事故で亡くなられたことをニュースで知り、本当に驚きました。詳細はわかりませんので、中山さんの件についてのコメントは控えますが、血管にいい習慣のはずの入浴が血管事故のきっかけになってしまうことがあるのは事実です。

安心してバスタイムを楽しむために、入り方のコツを覚えておいてほしいと思います。

私がよくお伝えするのは、**「オヤジっぽく入り、年寄りっぽく出る」**ということ。そう話すと、みなさん「え?」と一瞬固まります。

まず、湯船に入るとき。熱いお湯にドボンと勢いよく入るのは危険です。42度以上のお湯に急に浸かると、交感神経が刺激され、血管がキュッと収縮して、血圧が一気に上がります。

そこで、**39度から41度のややぬるめのお湯**に、「あ〜〜」と言いながらゆっくり脱力して入りましょう。温泉に行くと、おじさんが「あ〜〜」と気持ちよさそうに入っていますよね。あんなイメージです。

ゆっくり脱力して入ることで、血圧の急上昇を抑えられます。

そして、湯船から出るときには年寄りっぽく、です。

片手で手すりか浴槽のふちをつかみながらゆっくりと腰を上げたら、膝にもう片方の手を当てて、軽く腰を曲げて、頭を下げた姿勢に。そこから「どっこいしょ」と口にしながらゆっくりと立ち上がりましょう。

湯船から出るときに、クラッとしたことはありませんか？

お湯に浸かっているときは体が温まって血管が開き、血圧が下がります。その状態でいきなり立ち上がると、頭まで十分な血液が届かず、脳貧血を起こすことがあるのです。ひどいときには意識がもうろうとしてその場で倒れてしまい、頭を打って脳挫傷を起こしたり、浴槽でおぼれてしまったりすることもあります。

だから、湯船から出るときには、「どっこいしょ」とあえて声に出し、ゆっくりした動作で、脳まで血液がのぼる時間を確保しましょう。

☑ 血管は急な温度変化に敏感

入浴時の血管事故が起こりやすいのが、冬です。

暖かい部屋を出て、脱衣所で衣類を脱いで、湯船に浸かる。温度変化が大きく、血管は温度差にとても敏感なのです。

寒い場所では血管はキュッと収縮して血圧が上がり、温まると血管が開いて血圧が下がる。敏感な血管をむやみに驚かさないためには、急な温度変化がないように入浴の前に脱衣所を暖め、浴室の洗い場にもお湯を流しておくことをおすすめします。

そして、湯船に浸かるときも出るときも「ゆっくり」がキーワードです。


また、長湯は禁物。

長くお湯に浸かっていると、血管が過度に開くとともに、発汗による脱水から血液の量が減って、血圧が下がりすぎてしまいます。

最近では、スマホで動画を見ながらバスタイムを楽しむ人もいますが、ほどほどに。気づかぬうちに血圧が下がっていて、湯船から出ようと立ち上がったら脳貧血を起こして意識を失ってしまうこともあるのです。

20分以上の長湯は避けましょう。

それから、飲酒後の入浴も要注意です。お酒を飲むと一時的に血管が開いて血圧が下がります。その状態で体が温まってさらに血圧が下がると、それこそ意識を失ってしまう危険性があります。

とくに、飲みすぎたなという日は、シャワーで済ませたほうが安全です。

血管がととのうサウナの入り方

近年、サウナが人気です。サウナーと呼ばれる、サウナ愛好家も増えています。

私もサウナは好きですが、サウナーの方が好きなあることはしません。というのは、サウナは健康にいいイメージがあるかもしれませんが、入り方によっては血管事故を起こしやすいのです。

実際、サウナ中の事故は増えています。

福島県郡山市をはじめとする郡山地方広域消防組合管内では、２０１３年から２０２２年までの10年間で、１０１人がサウナ中に体調不良などで救急搬送されたそうです。どんな症状が多かったのかというと、「失神・意識障害」が30人、「熱中症・脱水症」が24人、「脳疾患」が５人でした。

サウナのどんな点がリスクになるのでしょうか。

サウナに入るだけなら、じつは血圧はそれほど急上昇しません。サウナは高温ですが、体は徐々に熱くなります。高温のお風呂の場合、「熱い！」という刺激がダイレクトにきて、いきんでしまうので、血圧が上がりやすいのですが、サウナではいきみません。

サウナに入った瞬間は暑さで少し血圧が上がっても、体が温まるにつれてだんだん血圧は下がっていくはずです。

サウナでいちばん注意が必要なのが、むしろサウナの後の行為なのです。

それは「**水風呂**」。

高温のサウナの後に冷たい水風呂に入ると「ととのう」なんていわれて、サウナを出た直後に10度以下の水風呂にザブンと浸かる人がいますが、血管にとっては大変な迷惑行為です。ととのうどころか、急な温度変化に大慌てすることになります。

サウナで温まって開いていた血管が、水風呂で急激に冷やされることでキュッと収縮して、一気に血圧が上がるのです。そうすると、心筋梗塞や脳卒中などの血管事故、不整脈などの心臓の病気を起こしやすい。

少し前には、サウナ後に冷水浴のために池に入った男性が溺死するという事故も起こっています。その方は20代でした。

血管は急な温度変化が苦手です。サウナの後に水風呂にザブンは、やっぱり急激すぎるのです。

サウナでほてった体を少し冷ましたい、温冷交代浴を楽しみたいときには、水を手足にかけるぐらいにしておきましょう。とくに中高年の方の場合は、水風呂に入ることはリスクが大きい。私も、サウナには入りますが、水風呂には入りません。

☑ 水分補給が命を救う

サウナで気をつけたいポイントのもうひとつが、**脱水**です。

サウナに入るだけであれば、血圧はそれほど急上昇しないと書きましたが、汗をかく分、体内の水分が失われて脱水症状になりやすいのです。

だから、水分補給が欠かせません。

血管内の水分も減り、血液がドロドロと固まりやすくなると、血栓ができて心筋梗塞や脳梗塞を増やします。また、サウナに長時間入っていることで血圧が下がりすぎて、心臓や脳への血流が落ちて、心筋梗塞や脳梗塞を起こすこともあります。

とくに心臓や血圧の薬を飲んでいると血管が広がりやすいので、より血圧が下がりやすく、心配です。

また、一般のドライサウナよりもスチームサウナやミストサウナ、岩盤浴、陶板浴などのほうが、温度が低い分、血管にはやさしい。でも、その分、長時間入りがちですよね。水分補給を行わずに入れば、やっぱり同じことです。

温度が低くても長い時間入れば脱水症状を起こしやすいことは変わりません。低温のサウナも岩盤浴などもこまめに水分を摂りながら楽しみましょう。

暑さ、寒さは血管の大敵

血管は温度変化が苦手という点では、最近の異常気象も注意が必要です。

10年に1度の冷え込みともいわれた2022年の冬、当院の患者さんのご家族や近隣の方など、ある1週間で8人が急性心不全を起こし、そのうち7人が命を落としました。7人の方が急性心不全に至った原因は、4人が心筋梗塞、3人が大動脈解離でした。

こんなにも短い間にこれだけの方が立て続けに急性心不全を発症したことは、これまでに一度もありません。それだけ寒さが厳しかったのだと思います。

8人の方には共通点がいくつかあり、まず全員が女性でした。そして、みなさん70代で、それまでは元気に生活をされていたことも共通していました。また、急性心不全を起こした時間帯も共通していて、みなさん朝でした。

朝というのは、血管にとってセンシティブな時間帯です。

自律神経が「リラックスモードの副交感神経」から「活動モードの交感神経」に切り替わり、血圧も上がり、心拍数も増える時間帯なのです。

ただでさえ、**朝は血管や心臓に負荷がかかりやすいもの。さらに冬の厳しい寒さが加わる中、バタバタと家事に勤《いそ》しんだり、早朝からウォーキングやジョギング、ゴルフなどの運動に励んだりすると、血圧が急上昇して、血管事故を起こしてしまいやすいのです。**

一方、年々暑さが増しているように感じる夏はというと、**猛暑も心不全や心筋梗塞が増えます。**サウナの話と同じで、暑さによって体温が上がると、発汗が増え、脱水状態に陥りやすくなるので、全身のすみずみまで血液を送り届けるために心拍数が増えます。そうすると、当然心臓の負担も増えます。

また、脱水によって血液がドロドロになると血栓ができて心筋梗塞や脳梗塞を引き起こしやすくなるので、血管事故のリスクも高まるのです。

最近では、毎年のように「異常気象」と聞くようになっていますが、厳寒や猛暑は血管にとってとても厳しい環境です。より血管を思いやる生活を送っていただければと思います。

5章

1日5分！血管が一瞬で若返るエクササイズ

心不全を防ぐカギは「歩くこと」

パンデミックの到来が予想されている心不全ですが、予防の基本は、血管を老けさせる5大悪（喫煙、高血圧、脂質異常症、高血糖、肥満）を防ぐことと、運動です。

「体を動かしてくださいね」「運動もしてくださいね」

と診察室で患者さんに伝えると、

「はい……」

と、曖昧《あいまい》にうなずかれることが多いのですが、やっぱり運動は欠かせません。

でも、ハードな運動でなくていいのです。むしろ、ハードな運動よりも、ほどほどの運動のほうが、脂肪が燃焼できて、血管や心臓にもやさしく効果的です。

心不全予防でも、若々しい血管を保つにも、基本の「き」は、歩くこと。

まずは「1日トータル30分」のウォーキングから始めましょう。

「トータル」で30分なので、10分を3回でも、5分を6回でも細切れのウォーキングでOKです。たとえば、家から駅やスーパー、コンビニまで、マンションやオフィスの1階から3階まで、あるいは部屋からトイレまで歩くのも、立派なウォーキングです！

20分以上続けて運動をしないと脂肪は燃焼されないと聞いたことがある人もいるかもしれませんが、その説は間違いなので、ご安心ください。運動のし始めから、体はエネルギー源として糖も脂肪も使います。**トータルの時間が同じであれば、細切れに運動をしても、続けて運動をしてもエネルギーの消費量はほぼ変わりません。**


そして、短い時間でもっと健康効果を高めようと思ったら、「最大心拍数の60～70％」の心拍数で運動をすることがもっとも効果的です。最大心拍数は「220－年齢」が目安になるので、それぞれの年齢の運動時の目安となる心拍数は次の通りです。

- 40歳の人／108～126
- 50歳の人／102～119
- 60歳の人／96～112
- 70歳の人／90～105
- 80歳の人／84～98

このくらいの心拍数を保ちながら運動をすると、もっとも脂肪燃焼効果が高く、なおかつ心臓や血管への負担は軽いのです。

スマートウォッチなどの心拍数を計測できるウェアラブルデバイスを持っている人は、心拍数をチェックしながら歩きましょう。持っていない人は、**隣の人となんとか会話ができるぐらいを目安に。**ハァハァと息が上がって言葉が途切れ途切れになるときにはちょっと心拍数が上がりすぎていて、気持ちよく鼻歌が歌えるときには逆に運動負荷が足りていません。

ただシンプルに歩くだけでは、おそらく、心拍数は足りません。

いつもよりも5㎝歩幅を広げて、いつもよりもお腹がスリムに見えるように下腹部をへこませながら、早歩きで歩きましょう。そうすると、運動負荷がほどよく上がります。

また、最近ちょっと流行っている低山登山も、とてもいいウォーキングです。高尾山や鋸山、筑波山ぐらいの、ハイキングに近い軽い登山は脂肪燃焼効果も高く、自然の中でリフレッシュもできておすすめです。

血管若返りの天然薬「NO」を出す運動

どうして運動は血管を若返らせるのでしょうか？

理由を知っておいたほうが、きっと体を動かしたくなると思います。


この章のタイトルに「一瞬で若返る」とありますよね。「一瞬って本当？」と思うかもしれませんが、本当です。**運動は、その場ですぐに効果が出ます。**

その秘訣が、「NO」です。


NOとは、血管のいちばん内側に並んでいる血管内皮細胞から分泌される一酸化窒素。

「血管を広げる」

「血流がよくなる」

「その結果、血圧が安定する」

「動脈硬化の予防にもなる」

「血管内の炎症やコブを修復し、動脈硬化の進行を抑える」

「血栓ができるのを防ぎ、血管が詰まる原因を取り除く」

といった、うれしい働きが満載の、血管を若返らせてくれる天然の薬のようなもの。

このNOの分泌を高める、もっとも確実でもっとも簡単な方法が、運動なのです。


運動で筋肉を動かし、血流がよくなると、筋肉細胞から「ブラジキニン」という物質が放出されます。すると、増加した血流やブラジキニンの作用によって、血管のいちばん内側に並んでいる血管内皮細胞が刺激されて活性化し、NOが分泌される。

血管内皮細胞の機能は、加齢とともに低下していくので、年を重ねるとNOの分泌量も減ってしまいます。そうするとますます血管内皮細胞の働きが落ちてNOの分泌量も減る。

NOが減れば、血管は老化し、老化した血管がお手入れされないままに……。

だから、年齢を感じるようになった人ほど、運動を味方につけてほしいのです。

「血管が若返る薬がありますよ！」と言われたら、ほしいですよね。それが、無料で安全に手に入るのが運動です！

内臓脂肪を減らし、免疫力を上げる筋肉を増やす

血管を老けさせる5大悪のうちのひとつが、内臓脂肪型肥満でした。

内臓脂肪がため込まれる原因は、糖質や脂質の摂りすぎと運動不足です。

体を動かすと、脂肪や糖質がエネルギー源として消費されていきます。

また、脂肪をためる白色脂肪細胞を、脂肪を燃やすベージュ脂肪細胞に変えるスイッチのひとつも運動でした。運動をすることでベージュ脂肪細胞が増えれば、体を動かさなくても脂肪が燃える体になる――。うらやましい体質を手に入れるために必要なことが運動なのです。

さらに、体を動かせば、糖も消費されるので、高血糖の予防にも。

そして、脂肪と糖を燃焼すれば、中性脂肪や悪玉コレステロールも減少し、善玉コレステロールが増えるので、脂質異常症の予防にも。

肥満、高血糖、脂質異常症と、血管を老けさせる原因が一挙に改善できます。

NO効果も考えれば、高血圧予防にもつながるので、運動は、5大悪のうち4つに効く、かなり優秀なクスリです。

ただし、内臓脂肪を減らすだけなら、食事に気をつけるほうが効果は早い。ダイエットに取り組んだことのある人ならわかると思うのですが、運動だけで脂肪を落とすのは結構大変ですよね。

それでも運動が必要なのは、食事だけでは筋肉が増えないから。いくら筋肉の材料となるタンパク質をたくさん摂っても、運動なしには筋肉量は増えません（筋肉の衰えが、関節の病気や転倒・骨折、寝たきりを招き、ピンネンコロリの人生につながることは2章で説明しました）。

筋肉量が増えると、免疫細胞が活性化され、免疫力もアップします。そうすると、いろいろな病気の予防にもつながります。

筋肉は加齢とともに減りやすいもの。でも、**何歳からでも、増やすことはできます。**

運動することで筋肉とベージュ脂肪細胞が増えれば代謝が上がり、内臓脂肪がつきにくい体になり、血管を老けさせる原因も一挙に解決。運動でいい循環をつくりましょう！

病気予防だけでなく、症状改善にも効果あり

運動の効果は、予防だけではありません。

「運動療法」として、いろいろな病気の治療にも取り入れられています。

高血圧、糖尿病、脂質異常症のガイドラインには運動療法という項目があり、運動が治療の柱のひとつになっています。

運動の刺激によって分泌されるNOは、動脈硬化のコブを安定させる作用もあるので、すでに進んでしまった動脈硬化を改善させる効果もあります。

さらに、以前は「安静にしていることが、いちばん」といわれていたような病気でさえ、運動が欠かせないことがわかってきました。

心臓病や腎臓病、足の血管に動脈硬化が起こる末梢動脈疾患、COPDといった肺の病

気なども、運動することで予後がよくなるのです。実際に、医療機関においても、治療の一環として運動が取り入れられています。

たとえば、心筋梗塞や高血圧、心肥大など心臓や血管の病気によって心臓のポンプ機能が弱まっている人、つまりは心不全の人は、以前は「安静にしましょう」といわれていました。でも、今では、心不全があっても状態が安定したら運動をしたほうが長生きできることがわかっています。

心不全だからといって、心臓をなるべく使わないように温存するよりも、負荷をかけすぎないように上手に使い続けることが大切なのです。つまりは、適度な運動です。

ただし、心不全の人は、安静時の心拍数が健康な人よりも高くなりがちで、先ほどの「最大心拍数（220－年齢）の60～70％」という式は当てはまりません。

心不全の人にとっても、歩くことが「治療」になりますが、どの程度の強度が最適かはお一人お一人異なります。必ず、医師の指導のもとで行ってください。

私も、心臓病や腎臓病、足の血管病、肺の病気などの患者さんが、運動を習慣にすることで症状が軽くなったり、生活がラクになったりする様子を、たくさん目の当たりにしてきました。

それから、年齢が上がると、ひざの痛みや腰痛を訴える人も増えます。痛みがあるから歩けない、運動ができないと話す人もいますが、筋力の低下が大きな要因なので、運動で筋肉量を増やすことで痛みが和らぎ、改善します。

つまり、どんな人にとっても、どんな状態であっても、体を動かすことは欠かせないということ。

この後紹介するエクササイズは、心拍数を上げすぎない、適度な負荷の運動です。動脈硬化を指摘された、心臓や腎臓に持病がある、ひざが痛むといった方でも無理なくできるように考えたものなので、ぜひ一緒に取り組みましょう。

血管が若返る究極のエクササイズ「ゾンビ体操」

「100年血管」をつくる運動において大事なポイントは、次の3つ。

・血流がよくなって、NOがどんどん出ること
・血圧や心拍数を上げすぎず、リラックスしてできること
・でも、適度な負荷がかかって筋肉や骨が鍛えられること

これから紹介する「ゾンビ体操」は、これらをすべて満たす、最強の血管ケア・エクササイズです。テレビや雑誌で取り上げていただく機会も多く、おかげさまで多くの人に知っていただけるようになりました。だからこそ、今回は新しいエクササイズを紹介しようかとも考えたのですが、やっぱりゾンビ体操を超えるものはありません！

100年血管をめざすにはゾンビ体操がいちばん効果的なので、初めて知る方はこの機会に日常生活に取り入れていただき、すでに習慣になっている方はぜひ続けてください。

さて、やり方は簡単です。かかとを浮かせて、つま先でその場で足踏みをしながら、両手をだらりと垂らしてぶらぶら揺らすだけ。その姿がゾンビっぽいということで、この名前をつけました。

①お腹に力を入れ、背筋をまっすぐに伸ばし、基本姿勢をとる
②その場で足踏み運動〜ジョギングをする
③②と同時に、肩の力を抜いて、肩を前後に揺らすように、両腕をブラブラさせる（子どもが「イヤイヤ」をするようなイメージです）
④休憩する（ゆっくりその場で歩く動作）

②と③の動き（足踏み＋イヤイヤ）を同時に1分間したら、30秒休む（その場で歩く動作）ということを3回繰り返すのが基本です。

②の足踏みは、最初のうちはゆっくりとしたスピードから始め、慣れてきたら少しずつスピードを上げていきましょう。最終的には、ジョギングくらいの速さになると、より効

果的。「イヤイヤ」しながら「その場ジョギング」を行うのが理想的です。逆に、1分間の「足踏み＋イヤイヤ」がキツイときには、ゆっくり30秒、あるいは15秒から始めましょう。

いたってシンプルな動きなので、いつでも誰でもどこでも簡単にできます。テレビを見ながら、家族と会話をしながらの「ながら運動」にもぴったり。また、その場で足踏みが基本ですが、慣れてきたら、トイレやキッチン、洗面所などへの移動時にゾンビ体操をしながらスロージョギングする「ついでにゾンビ」もおすすめです。

たった3分でウォーキング10分ぶんの運動効果

私がゾンビ体操を最強の100年血管エクササイズとしておすすめする理由は、ひとつの運動でたくさんの効果が期待できるからです。

血管が拡張して血行がよくなり、NOがバンバン出されて血管力がアップすることはもちろん、筋肉や骨に適度な負荷をかけるので、お腹や太もも、ふくらはぎの筋肉、骨が丈夫になります。

腹筋が鍛えられると腰痛の予防・改善に、太ももの筋肉が鍛えられるとひざの痛みの予防・改善につながります。

全身の筋肉量が増えれば、冷え性の根本的な改善にも。

また、ゾンビ体操は、上半身を脱力してゆらゆらと動かすことで、血行がよくなり、肩や首のコリもほぐれ、リラックス効果も。1回やるだけでなんだかスッキリ、ストレス発散にもなります。

そして、シンプルな動きですが、下半身の動き（その場で足踏み〜ジョギング）と上半身の動き（イヤイヤ）を組み合わせることで、**運動量はウォーキングの3倍ほど。**

「足踏み＋イヤイヤ」を1分間して30秒休むということを3回繰り返すのが基本なので、「足踏み＋イヤイヤ」をトータル3分間行うわけですが、それだけで10分間ウォーキングを行ったのと同じくらいの運動効果になるのです。

続けると、血圧や血糖値が下がったり、肩こり、腰痛、ひざ痛、冷え性が改善されたり、いろいろな効果を実感できると思います。

ゾンビ体操① 基本姿勢

お腹に力を入れ、
背筋《せすじ》をまっすぐ伸ばして基本の姿勢をとる

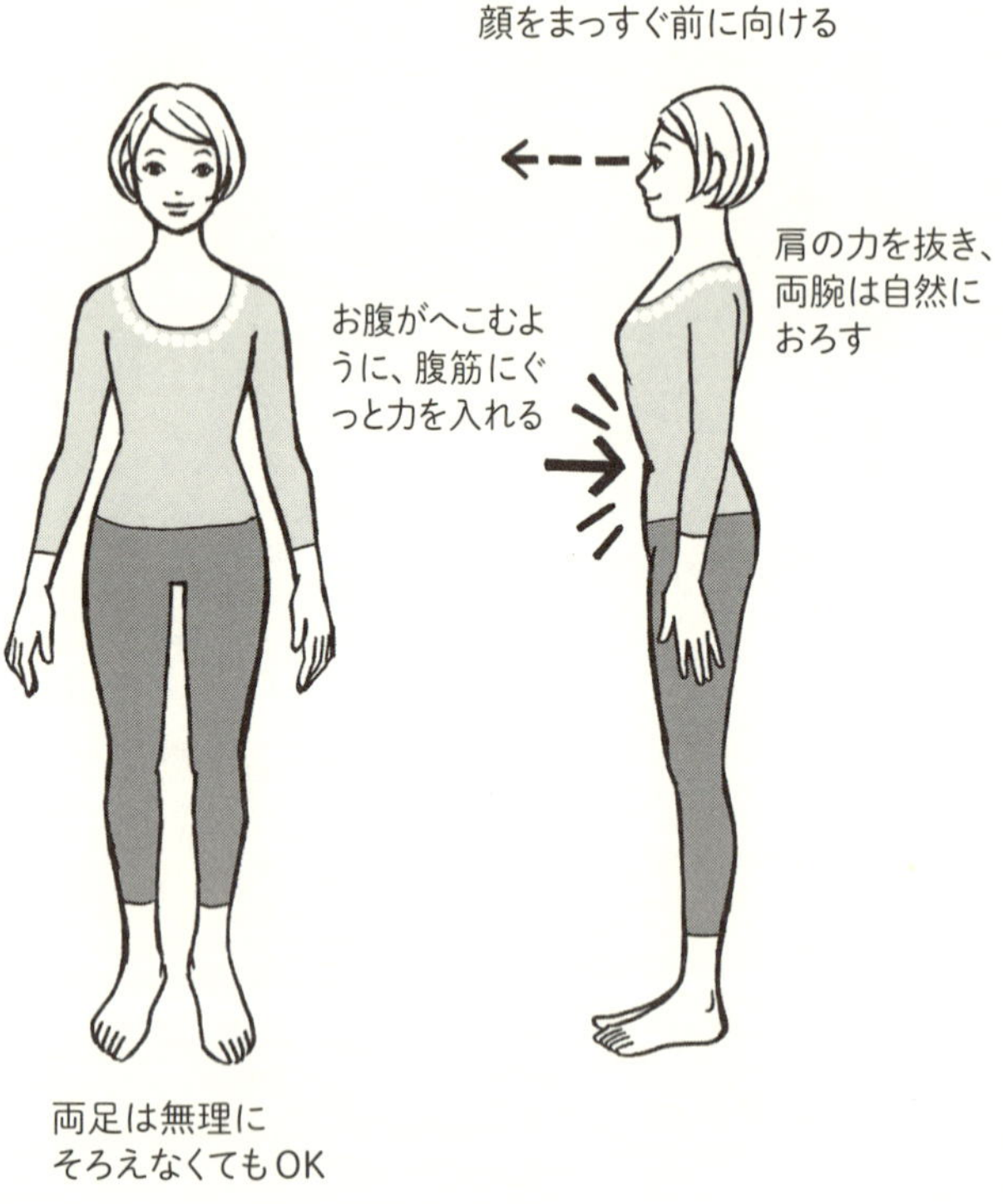

顔をまっすぐ前に向ける
肩の力を抜き、両腕は自然におろす
お腹がへこむように、腹筋にぐっと力を入れる
両足は無理にそろえなくてもOK

コツ

あごを前に出さない、背中を丸めない

ゾンビ体操② 下半身の動きの基本

その場で足踏み運動をする

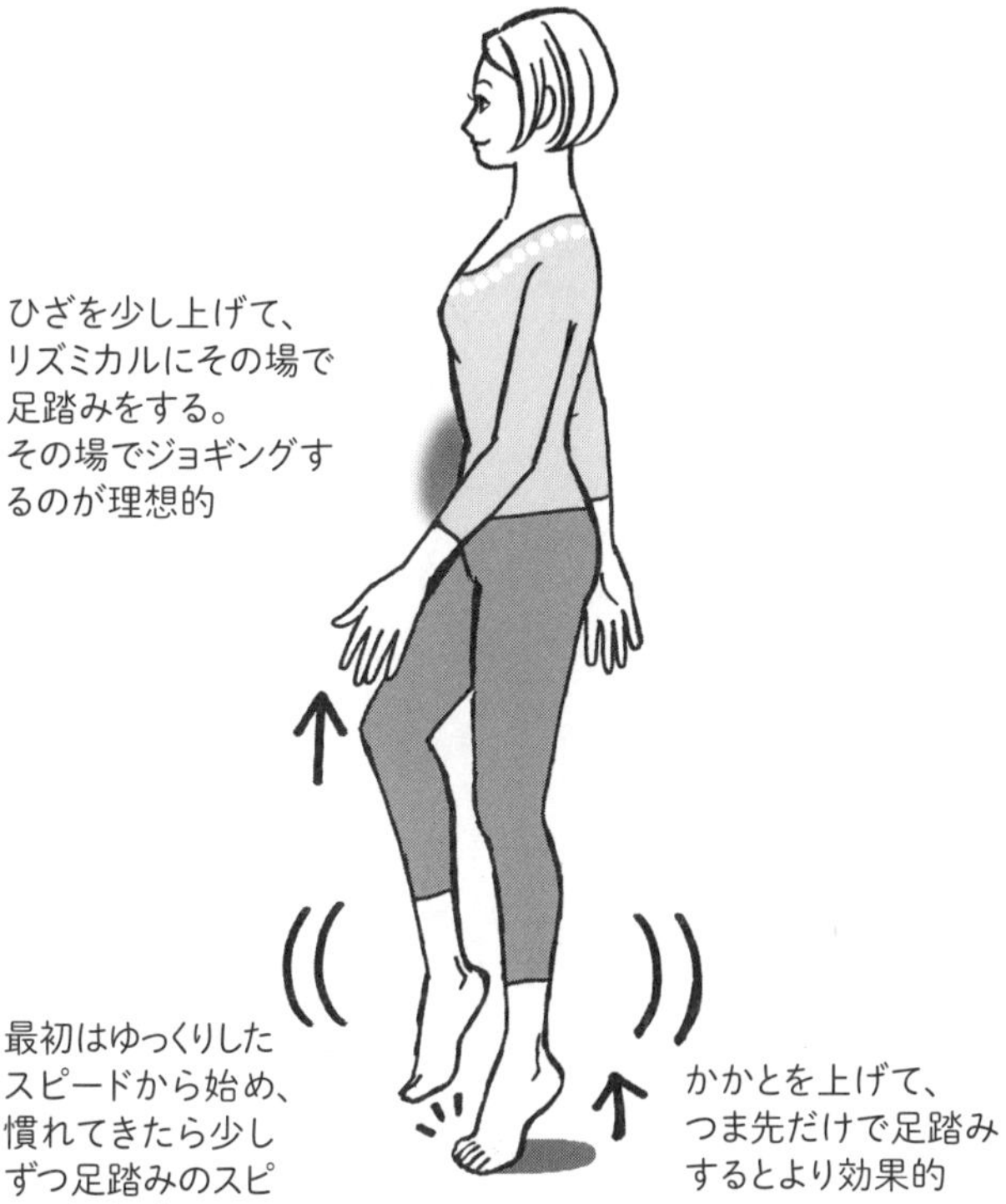
ひざを少し上げて、
リズミカルにその場で
足踏みをする。
その場でジョギングす
るのが理想的
最初はゆっくりした
スピードから始め、
慣れてきたら少し
ずつ足踏みのスピ
ードを上げる
かかとを上げて、
つま先だけで足踏み
するとより効果的

コツ

最終的にはジョギングのような動きになるのが理想的

ゾンビ体操③ 上半身の動きの基本

肩の力を抜いて両腕をブラブラさせる

（下半身はジョギングを続ける）

②と③の動きを同時に 1分間

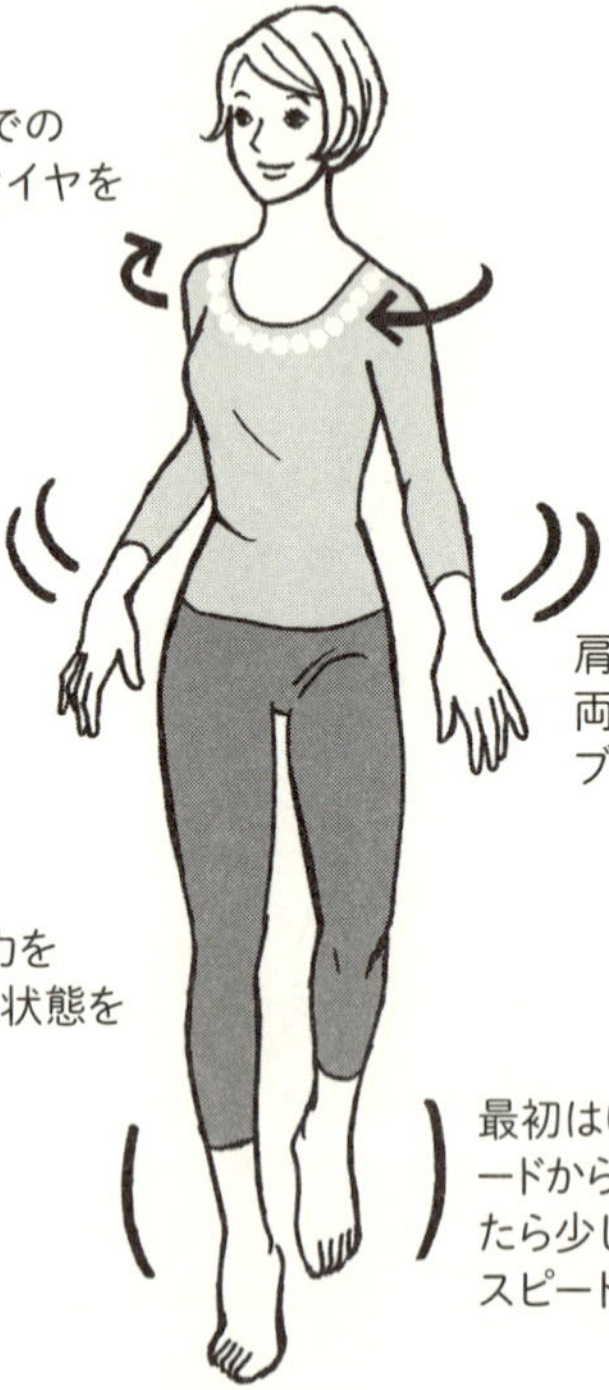

肩から手の先までの
力を抜いて、イヤイヤを
するようにして
上半身をねじる
肩が前後に動く。
両腕は自然に
ブラブラゆらす
お腹は しっかり力を
入れてへこませた状態を
保つ
最初はゆっくりしたスピ
ードから始め、慣れてき
たら少しずつ足踏みの
スピードを上げる

コツ

足踏み運動と上半身の動きを同時にうまくできない場合は、上半身と下半身の動きを別々に1分間ずつ行なってもよい

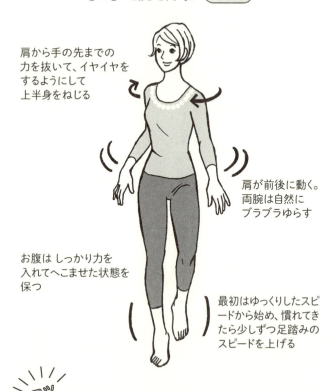

ゾンビ体操④ インターバル

休憩する（30秒間）

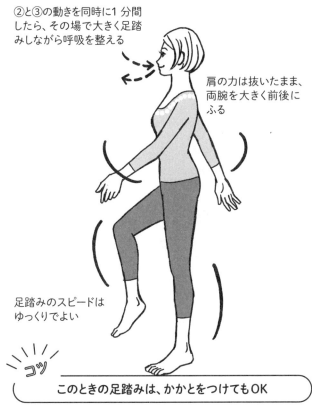

②と③の動きを同時に1 分間したら、その場で大きく足踏みしながら呼吸を整える

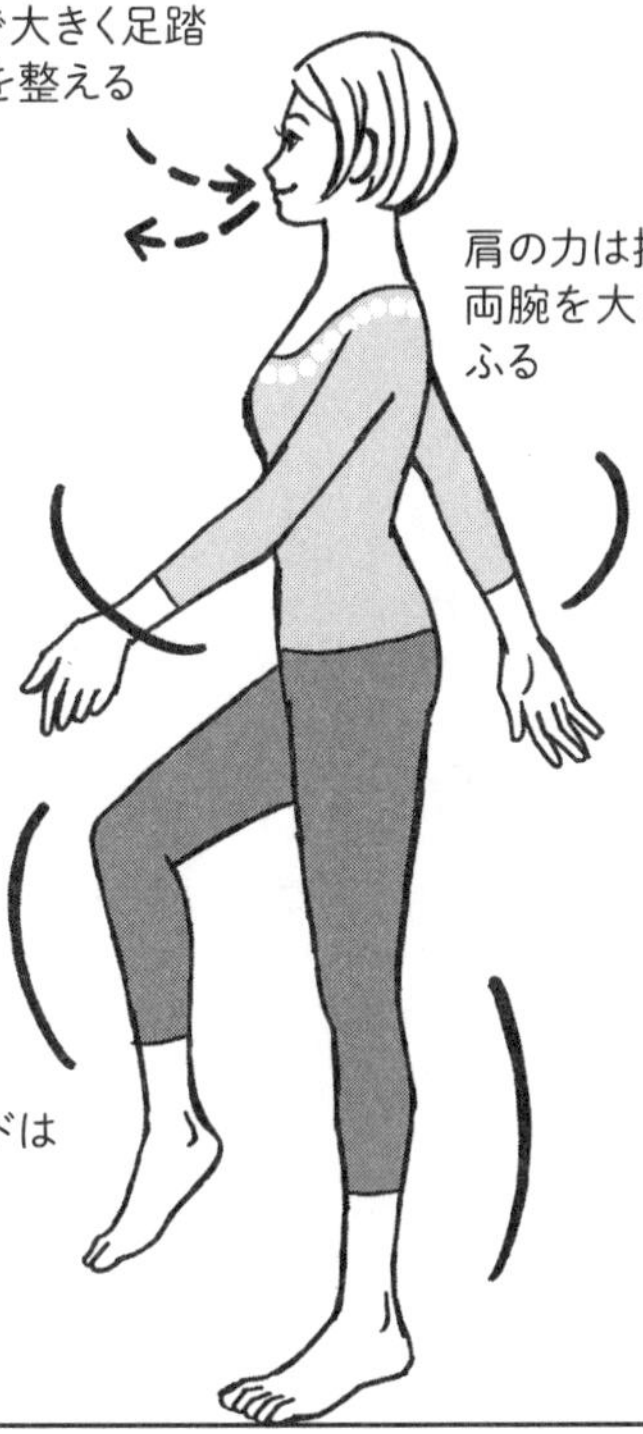

肩の力は抜いたまま、両腕を大きく前後にふる

足踏みのスピードはゆっくりでよい

コツ

このときの足踏みは、かかとをつけてもOK

動画をチェック！
YouTube「池谷敏郎オフィシャルチャンネル」

運動のベストタイミングはいつ？

ゾンビ体操は、運動が嫌いな人にも、時間がない人にもやってもらえるように考案したもの。何かをしながら、何かのついでにできるものなので、毎日の生活の中にぜひ取り入れてください。

習慣にするには、運動をするタイミングを決めておくのもひとつの方法です。

「運動をするのはいつがベストなタイミングですか？」と聞かれれば、

「食後30分くらい経ってから。とくに夕食を食べて30分ほど経ってから、お風呂に入るまでの時間がいちばんおすすめです。逆に、早朝は避けてくださいね」

と答えています。

食後30分というのは、食事で摂った糖質が体内で分解されて、血糖値がグッと上がってくるタイミング。ここで体を動かせば、糖質を消費することができて、血糖値の急上昇を防げます。

血糖値が上がらなければインスリンの分泌量も抑えられるので、すい臓の負担も減りますし、細胞に取り込まれる糖が減り、肥満予防にもつながります。

とくに夕食後をおすすめする理由は、食べすぎてしまいやすいのが夕食だから。仕事も終わってゆっくり過ごせる夕食は、朝食や昼食よりもたくさん食べる人が多いでしょう。

ところが夜は、脂肪をため込みやすい時間帯です。ただでさえため込みやすいのに、まったく消費せずにそのまま寝ると、食事で摂った栄養が内臓脂肪として蓄えられやすいのです。


入浴前をおすすめするのは、運動をすると汗をかくからという単純な理由がひとつ。もうひとつは、睡眠の質がよくなるから。

ゾンビ体操で全身の血行がよくなってから入ると、入浴の温熱効果が高まります。運動と入浴のダブルの効果で、血液循環がよくなり、体温も上がり、体がポカポカしてきます。

なおかつ、湯船に浸かると、交感神経優位の状態から副交感神経優位の状態に切り替わり、体はリラックスモードに。

そのままベッドに入ると、体表からほどよく熱が逃げていき、体内の深部体温が少しずつ下がっていくので、寝つきがよくなり、ぐっすりと熟睡しやすいのです。

逆に朝は、副交感神経優位から交感神経優位に自律神経が切り替わるセンシティブな時間帯です。このとき、体の中では血管が収縮し、血圧が上がりやすくなっているので、そんなときに運動でさらに交感神経を刺激すると、血圧や心拍数を一気に上げてしまいます。だから、**朝は血管事故が起きやすく、実際に目覚めてから1時間以内に起こる脳卒中や心筋梗塞は多いのです。**

朝は温かい飲み物でも飲みながらゆっくりと過ごし、夕食後、体を動かして、夜の睡眠に備えましょう。とくに「食べすぎた」と思ったら、ぜひ、長めのゾンビ体操を。

1日5分のエクササイズで、人生の伴侶となる、若々しい「100年血管」を育てましょう。

付録

あなたの血管は、今どんな状態でしょうか。

下の「血管力セルフチェック」を、ぜひやってみてください。

もっと詳しく知りたい方は、「冠動脈疾患絶対リスクチャート」「10年間で脳卒中を発症する確率　算定表」もぜひ。それぞれ、万人単位の大規模な調査からつくられたもので、今から10年の間に、あなたが冠動脈疾患や脳卒中を発症する危険性がどのぐらいか、数字で教えてくれます。

いずれも絶対に確実とはいえませんが、自分のリスクを知ると、血管を労わるモチベーションになると思います。

血管力セルフチェック

チェック項目	リスク度
腹囲が男性で85cm、女性で90cm以上	1
日頃歩くことが少ない	1
満腹になるまで食べないと気がすまない	1
生活のリズムが不規則	1
完璧主義でイライラすることが多く、人には負けたくない	1
階段や坂を歩くのがつらい	1
下肢の冷えやしびれを感じる	1
親きょうだいに心臓病や脳卒中になった人がいる	1
現在タバコを吸っている	3
脂質異常症と診断、またはその傾向ありと指摘されている	3
高血圧と診断、またはその傾向ありと指摘されている	3
糖尿病と診断、またはその傾向ありと指摘されている	3

判定

リスク度合	目安
0～2	血管力は正常と考えられる
3～5	血管力は低下している可能性がある
6以上	血管力は低下している可能性か高い

冠動脈疾患絶対リスクチャート(一次予防)

注意:「冠動脈疾患」とは、主に心筋梗塞と狭心症のことを指します。

死亡率
- □ 0.5%未満
- ▨ 0.5%以上1%未満
- 1%以上2%未満
- 2%以上5%未満
- 5%以上10%未満

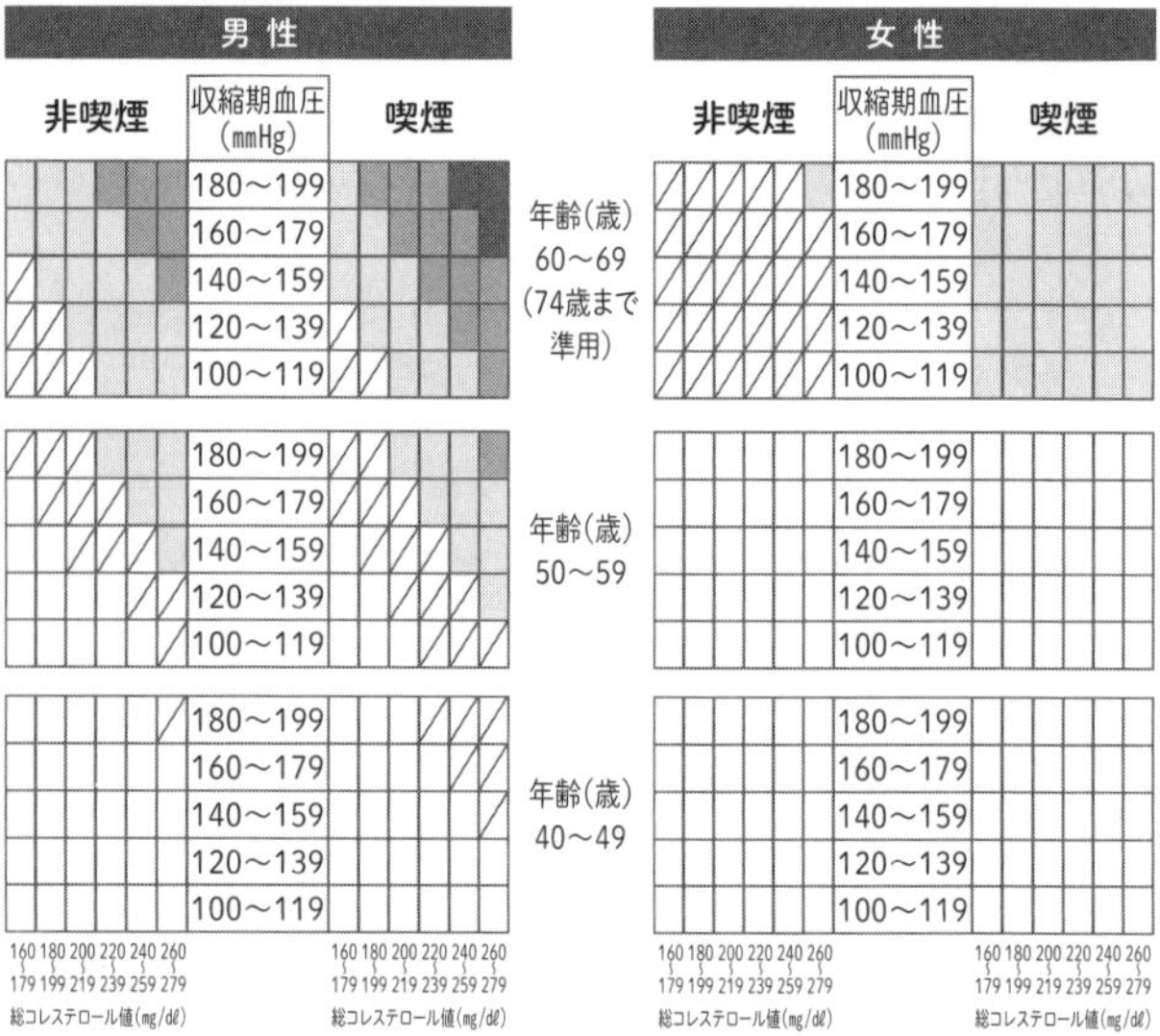

絶対リスクは危険因子の変化や加齢で変化するため、少なくとも年に1 度は絶対リスクの再評価を行うこと。

【補足事項】
1)総コレステロール値160 未満の場合は、160～179の区分を用いる。
2)総コレステロール値280以上の場合は、260～279 の区分を用いる。
3)収縮期血圧100 未満の場合は、100～119の区分を用いる。
4)収縮期血圧200以上の場合は、180～199の区分を用いる。
5)75歳以上は本リスクチャートを適用できない。
6)血圧の管理は高血圧学会のガイドライン、糖尿病の管理は糖尿病学会のガイドラインに従って行う。
7)喫煙者は絶対リスクのレベルにかかわらず禁煙することが望ましい。
8)高血糖者、また糖尿病や慢性腎臓病患者などの高リスク状態では、このリスクチャートを用いることはできない。

(出典:日本動脈硬化学会(編):動脈硬化性疾患予防ガイドライン2012年版、日本動脈硬化学会,2012「冠動脈疾患絶対リスクチャート(一次予防)」より一部を抜粋・改変/注は筆者による)

10年間で脳卒中を発症する確率 算定表

注意：「脳卒中」とは、主に脳梗塞と脳出血のことを指します。

年齢（歳）	点数
40～44	0
45～49	5
50～54	6
55～59	12
60～64	16
65～69	19

性別	点数
男性の場合	6
女性の場合	0

タバコを吸っている	点数
男性の場合	4
女性の場合	8

肥満度（BMI）	点数
25未満	0
25以上、30未満	2
30以上	3

※肥満度（BMI）：
体重（kg）÷身長（m）÷身長（m）

糖尿病	点数
あり	7

※糖尿病ありとは：治療中または空腹時血糖値126mg/dℓ以上

血圧（mmHg）	点数
降圧薬内服なしの場合	
120未満／80未満	0
120～129／80～84	3
130～139／85～89	6
140～159／90～99	8
160～179／100～109	11
180以上／110以上	13
降圧薬内服中の場合	
120未満／80未満	10
120～129／80～84	10
130～139／85～89	10
140～159／90～99	11
160～179／100～109	11
180以上／110以上	15

※血圧：収縮期／拡張期（mmHg）
最高血圧と最低血圧で点数の高いほう

すべての点数を合計する

合計点数	発症確率	血管年齢（歳）	
		男性	女性
10点以下	1%未満	42	47
11～17	1%以上、2%未満	53	60
18～22	2%以上、3%未満	59	67
23～25	3%以上、4%未満	64	72
26～27	4%以上、5%未満	67	76
28～29	5%以上、6%未満	70	80
30	6%以上、7%未満	73	83
31～32	7%以上、8%未満	75	85
33	8%以上、9%未満	77	90以上
34	9%以上、10%未満	79	―
35～36	10%以上、12%未満	82	―
37～39	12%以上、15%未満	85	―
40～42	15%以上、20%未満	90以上	―
43以上	20%以上	―	―

（出典：国立がん研究センターによる多目的コホート研究HPより
［http://epi.ncc.go.jp/jpphc/］／レイアウトを一部改変／注は筆者による）

心筋梗塞などのリスクを測りたければp188、脳卒中のリスクを測りたければこのページの表を試してみましょう！

青春新書
PLAYBOOKS
人生を自由自在に活動《プレイ》する

人生の活動源として

いま要求される新しい気運は、最も現実的な生々しい時代に吐息する大衆の活力と活動源である。

文明はすべてを合理化し、自主的精神はますます衰退に瀕し、自由は奪われようとしている今日、プレイブックスに課せられた役割と必要は広く新鮮な願いとなろう。

いわゆる知識人にもとめる書物は数多く窺うまでもない。

本刊行は、在来の観念類型を打破し、謂わば現代生活の機能に即する潤滑油として、逞しい生命を吹込もうとするものである。

われわれの現状は、埃りと騒音に紛れ、雑踏に苛まれ、あくせく追われる仕事に、日々の不安は健全な精神生活を妨げる圧迫感となり、まさに現実はストレス症状を呈している。

プレイブックスは、それらすべてのうっ積を吹きとばし、自由闊達な活動力を培養し、勇気と自信を生みだす最も楽しいシリーズたらんことを、われわれは鋭意貫かんとするものである。

—創始者のことば— 小澤和一

著者紹介
池谷敏郎〈いけたに としろう〉

医学博士。池谷医院院長。1962年東京都生まれ。東京医科大学医学部卒業後、同大学病院第二内科に入局。血圧と動脈硬化について研究。97年、池谷医院理事長兼院長に就任。専門は内科・循環器科。現在も臨床現場に立つ。日本内科学会認定総合内科専門医、日本循環器学会循環器専門医。

数々のテレビや新聞・雑誌などでも活躍しており、わかりやすい説明と明るく真摯な人柄が支持されている。

『人は血管から老化する』『血管の老化は「足」で止められた』(小社刊)、『60歳を過ぎても血管年齢30歳の名医が教える「100年心臓」のつくり方』(東洋経済新報社)など著書多数。

高血圧《こうけつあつ》、脳卒中《のうそっちゅう》、心筋梗塞《しんきんこうそく》をよせつけない！
「100年血管《ねんけっかん》」のつくり方《かた》
青春新書 PLAYBOOKS

2025年 3月25日 第1刷
2025年 5月10日 第2刷

著者 池《いけ》谷《たに》敏《とし》郎《ろう》

発行者 小澤源太郎

責任編集 株式会社プライム涌光
電話 編集部 03(3203)2850

発行所 東京都新宿区若松町12番1号 〒162-0056 株式会社青春出版社
電話 営業部 03(3207)1916 振替番号 00190-7-98602

印刷・三松堂 製本・フォーネット社

ISBN978-4-413-21223-6